Docteur Loïc de Lanlay

MAUX ET MOTS DU PYLA

39 ans de médecine générale,
de belles rencontres humaines, des joies
et des peines dans un décor de vacances

© Loïc de Lanlay - loic.delanlay@orange.fr
Couverture : Olivier Roustaing - olivier-roustaing.fr
Dépôt légal : juin 2023
ISBN : 979-10-415-1717-6

À ma famille,
Pour toutes les heures partagées sans nuage
et celles plus sombres qui permettent d'apprécier
davantage les bonheurs passés et à venir.

À mes patients,
À mes amis.

Table des matières

1. Sauvetage dans la Passe Nord 7
2. Avant le Pyla 15
3. Le BSL Garonne 25
4. Un peu d'histoire 34
5. La médecine au Pyla 47
   - Médecin au paradis
   - Médecin de famille
6. Des patients originaux 59
7. Mots et maux d'enfants 73
8. Drôles d'urgences 79
9. Les pathologies de l'été 84
   - Huîtres et crustacés
   - Les poissons
   - La piqûre de vive
   - Les méduses
   - Les hameçons
   - Problèmes d'oreilles
   - L'arcachonnite
   - L'angine de "l'Hermitage"

- Les champignons
- Le paludisme
- Le "canon du Moulleau"
- Coliques néphrétiques
- Médecin du cirque
- Les vélos
- La tendinite du glacier

10. COVID : de la sidération à la vaccination....119

11. H comme..126

12. La contemplation de la mort......................142

13. Fatigue et temps qui passe.......................149

14. Y a-t-il un médecin dans l'avion ?..............158

15. Le bal des ombres du passé.....................165

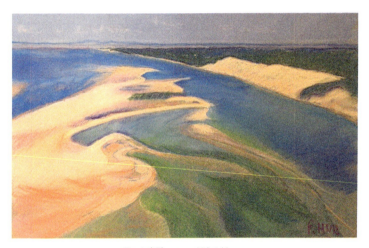

Pastel Florence Uriot-Huss

SAUVETAGE DANS LA PASSE NORD

Novembre 1981, nuit claire et froide, vent d'est modéré à fort, mer agitée... Situation anticyclonique d'hiver typique. Le vent d'est est souvent synonyme de beau temps. Alain Gillot Pétré l'a dit hier soir sur TF1. Pourtant, pour les Arcachonnais, il suffisait de sentir l'atmosphère. Si cela sentait "Facture", c'est qu'il allait faire beau... le vent d'Est dispersant les fumées nauséabondes de l'usine à papier du fond du bassin. J'effectue ma dernière année d'études de médecine à l'hôpital d'Arcachon (fonction d'interne). Je suis de garde avec comme interne référent Alain Cardon.

23h30. Alain est contacté par le Cross-Etel (Centre régional opérationnel de surveillance et de sauvetage). Au large du bassin, un chalutier espagnol demande de l'aide. L'un des marins est au plus mal... on lui demande de gagner le port d'Arcachon où la grosse et bruyante vedette de gendarmerie "Général-Fouché" l'attend pour rejoindre le bateau en détresse pour qui le franchissement des passes la nuit est impossible. Il me propose de venir avec lui connaissant notre amour commun du bassin, de la mer, de l'aventure...

Nous voilà partis, en blouses blanches, un manteau bien léger sur les épaules. Au début, tout se passe bien malgré le froid, à l'abri dans la cabine, nos amis gendarmes maritimes nous proposant bière et réconfort. À cette époque, la seule passe utilisée était la passe sud, balisée le long de la dune du Pilat, Petit Nice, la Salie... Nous laissons derrière nous la "bouée sifflante" (bouée d'atterrissage, première bouée de balisage signalant l'entrée de la passe avec un système sonore déclenché par la houle. De sifflements, il s'agissait plutôt de meuglements). La houle devient plus sensible, le grondement des déferlantes que l'on devine proches mais invisibles, couvre désormais le bruit des moteurs. Un phare puissant balaie cette obscurité bruyante et anxiogène et seuls des embruns argentés traversent le faisceau lumineux. Nous sommes maintenant au large de la passe Nord.

Enfin, le chalutier espagnol apparaît sur tribord. La houle est telle désormais que toute approche entre les deux bateaux est impossible. Les gendarmes marins nous expliquent que la seule solution est de mettre à l'eau un "zodiac" au vent et à la vague du chalutier et de se laisser dériver jusqu'à lui, éclairés par le puissant projecteur qui nous poursuivra comme le projecteur au cirque poursuit les artistes.

En l'occurrence, les deux artistes qui commencent à avoir froid et qui n'en mènent pas large sautent dans le Zodiac avec l'un des marins et la volumineuse trousse d'urgence. Quelques minutes plus tard, profitant d'une vague plus forte qui élève le Zodiac au niveau du bastingage du chalutier, nous nous agrippons et basculons sur le pont. C'est là que les choses se compliquent. Tout de suite, une odeur de gasoil, de poisson, de sueur, nous envahit et ce bateau, moteur stoppé, roulant bord sur bord, rend notre équilibre bien précaire.

"Où est le malade ?", demande Alain. L'un des marins espagnols nous montre une ouverture obscure qui nous mène avec difficulté à l'intérieur du navire. On arrive dans une sorte de cabine, peu éclairée, en se tenant à ce que nos mains peuvent trouver au hasard du tangage et du roulis. "Jésus ! Jésus !" (prononcez *résousse*, à l'espagnol). Un homme gémit et implore le fils de Dieu. "Où est-il ?", demande Alain. "Jésus ! Jésus !", introuvable... Finalement, en se penchant sur la gauche, tout au fond d'une bannette étroite et profonde, apparaît notre patient. La couchette évoque plus un cercueil qu'un lit d'examen. Je regarde Alain qui a incontestablement changé de couleur ; quant à moi, les sueurs et les nausées m'envahissent rapidement. "Jésus ! Jésus !", le pauvre homme souffre et nous, nous sommes malades... Je me souviens qu'Haroun Tazieff, lors d'une mission sur la Calypso avec le commandant Cousteau, couché au fond d'une bannette, malade comme un chien, la tempête faisant rage, le moteur en avarie, alors que le commandant le prévient qu'il va peut-être falloir quitter le navire, s'en sentait bien incapable. La seule chose qu'il voyait, c'est le navire coulé, au fond de l'océan... mais immobile !

Alain réussit à poser une perfusion. Visiblement, l'homme se plaint d'une douleur dans la poitrine. Il me demande de trouver un antalgique dans la trousse, ce qui se révèle difficile entre deux vomissements, mais les réflexes de jeunes médecins, le bon sens, toutes ces années d'études, font que malgré tout, la prise en charge de ce probable infarctus est gérée. Le patient, moins douloureux, semble rapidement aller mieux : tension artérielle correcte, rythme cardiaque régulier, électrocardiogramme parasité. Finalement, il est décidé de rentrer à Arcachon, le chalutier suivant la vedette munie de son radar. Dès que le convoi se trouve à l'abri du banc d'Arguin, tout se calme. Alain retrouve ses couleurs, mes nausées s'estompent, le patient s'est endormi... Nous voilà dans le bassin, petite mer intérieure, si calme, si lisse.

Sur babord, le Cap Ferret ; son phare qui depuis tant d'années, dès le coucher du soleil jusqu'à l'aube émet toutes les cinq secondes un éclat rouge. Plus loin, la jetée de Bélisaire, plus loin encore la Vigne, l'Herbe, le Canon... Alors qu'une certaine langueur m'envahit, je revois il y a si longtemps déjà, trois petits garçons, trois frères qui chaque été, jusqu'à mi-octobre, vivaient comme des Robinsons avec leurs parents dans les 44 hectares entièrement vierges à l'époque. Je les revois courant dans la conche du Mimbeau, si vaste ces années-là, le "Pacific" de leur papa mouillé derrière la claire ostréicole. À marée basse, ils pêchaient avec de vieux tuyaux métalliques qu'ils laissaient le temps d'une marée dans les trous d'eau de la lugue. Le lendemain, ils les relevaient en bouchant les deux extrémités avec leurs mains, puis ils vidaient sur le sable cette nasse improvisée. À chaque fois, un trésor de loches, anguilles, crabes verts, repartaient dans un panier d'osier, trophée merveilleux. À marée haute, ils partaient "autour du monde" sur des radeaux de fortune construits avec des bidons d'huile vides récupérés chez le garagiste du village ou encore sur des pinasses abandonnées, belles demoiselles du bassin qui faisaient un dernier tour de piste inattendu.

La nuit, ils allaient à l'océan pour pêcher au surf casting, autour d'un feu et on leur apprenait à reconnaître la Grande Ourse, le Cocher si petit sur le deuxième cheval de ce grand chariot, Cassiopée, l'Étoile polaire... Il y avait les odeurs de vase, du varech sur la plage, des pins maritimes au soleil, de la crème solaire Bergasol, il y avait le bruit de l'océan la nuit au-delà de la dune, le "teuf teuf" au petit matin des pinasses partant sur les parcs par vent d'est, la couleur rouge de la voile du premier youyou, la couleur rouge du faisceau lumineux du phare toutes les cinq secondes, toutes les nuits, toute la vie, la couleur jaune des genêts et le goût des bonbons Batna Krema.

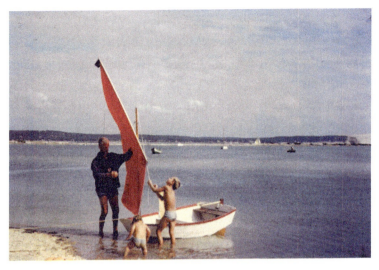

Le tout premier youyou

Tous ces sens qui sont ancrés dans ma mémoire, ces sens qui se fondent dans un passé désormais lointain. Ce passé qui baignait dans une ambiance d'immortalité : la douce et merveilleuse enfance.

Sur tribord : le Pyla, puis la jetée du Moulleau, la pointe d'Arcachon. À cette saison, pas de lumière dans les belles villas en première ligne. Je crois alors voir l'ombre de Gabriele d'Annunzio sur la plage avec ses lévriers, Jeanne Lanvin et son bateau en ciment, Yvonne Printemps, Annabella, des princes et des ducs, les dynasties pionnières, Louis Gaume... Ils sont tous à Haitza dans le grand salon...

Sur bâbord, l'enfance qui s'échappe, sur tribord, Pyla-sur-Mer où je ne le sais pas encore, je vais devenir le médecin pendant 38 ans. Un éclat toutes les cinq secondes, le phare est toujours là, le grand chariot, l'Étoile polaire aussi. "Il ne va pas mal", me dit Alain, me ramenant brutalement à la réalité. Sur la jetée d'Eyrac, le camion des pompiers et son gyrophare nous attendent pour prendre en charge notre marin.

Le lendemain, il va beaucoup mieux et repartira sans séquelle de son infarctus en Espagne. Sauvé par deux artistes et surtout avec l'aide de "Jésus" ! Deux caisses de poissons sont livrées à l'internat de la part d'un chalutier espagnol en escale forcée à Arcachon.

Le docteur Alain Cardon est devenu chirurgien à Rennes et a gardé des attaches familiales au Pyla.

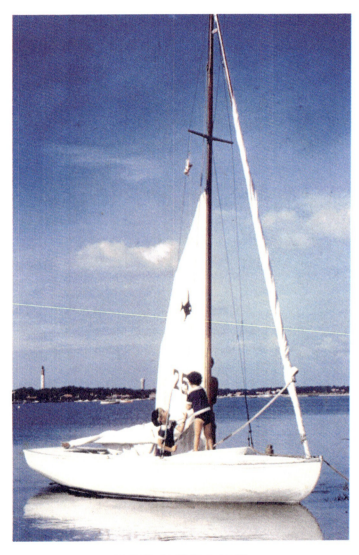

Le Pacific familial numéro 25

AVANT LE PYLA

Je suis né en 1954 à Marrakech. Mon père, colonel en retraite, gérait un cabinet d'assurance de la compagnie "l'Aigle" dont le bureau faisait partie de la petite villa où nous habitions, impasse Salva, avenue Mohamed V, avec mes deux frères, mes parents et ma grand-mère. De son travail, je me souviens des affiches dans le couloir montrant des photos de voitures terriblement accidentées accompagnées du slogan : "l'assurance ne paraît chère qu'avant l'accident !" Les étés où nous ne partions pas à Mogador (Essaouira), nous prenions la direction du Cap Ferret à bord d'une Dauphine. La petite voiture bleue traversait courageusement le Maroc puis l'Espagne pour gagner un bassin d'Arcachon sauvage et désert.

Robinsons du bout du monde, dans les 44 hectares, sous deux ou trois "guitounes", nous passions trois mois de bonheur dans une ambiance d'immortalité et nous ne repartions que fin septembre, après les grandes marées, quand le vent d'est du matin devenait plus frais et que daurades et vendangeurs (petits rougets) colonisaient la conche du Mimbeau, si grande à l'époque. Nous laissions dans son hangar d'hivernage l'élégant Pacific, si joli voilier et nous traversions à nouveau l'Espagne et le Maroc pour ne pas rater la rentrée scolaire mi-octobre.

En 1963, nous avons quitté définitivement le Maroc. Je ne sais plus si le petit garçon de neuf ans que j'étais avait compris qu'il partait pour toujours. Je crois qu'il avait voulu rapporter un peu de terre du jardin aux odeurs de fleurs d'oranger et de capucines et je sais qu'il avait été ému par les larmes de sa gentille nounou marocaine "Zora" qui avait fait le déplacement jusqu'à Casablanca, quand le cargo mixte "Azrou" s'éloignait du quai, dans le silence protecteur des parents agitant leurs mouchoirs...

Quand la côte marocaine disparut, il ne savait pas qu'il laissait là-bas, sur ce continent, les belles années de son enfance. Une enfance merveilleuse, un bonheur dont il n'avait pas conscience, une enfance aux Noëls parfumés par les cierges magiques et le grand sapin décoré de guirlandes aux 1000 petits drapeaux danois. C'était le royaume des Dinky Toys et des Matchbox, des petits trains Rivarossi, des contes d'Andersen lus chaque soir par sa grand-mère à l'accent danois. C'étaient de longues promenades dans la palmeraie, parfumée d'amandiers en fleurs, l'Atlas enneigé en arrière-plan. La cour de récréation à l'école Renoir et les noyaux d'abricots, véritable monnaie d'échange qui enrichissaient celui qui, le plus adroit, visait juste : "à qui tire cinq noyaux ?" et "ruinait" le pauvre joueur qui n'avait pas réussi à faire rentrer "sa mise" dans le petit trou creusé dans la terre ocre de Marrakech.... C'était le premier livre de lecture de la méthode

Boscher où l'association de voyelles et de consonnes correspondaient à des images encore ancrées dans la mémoire, la couleur bleu ciel de la première Agathe gardée avec délices au fond d'une poche dont on s'assurait de la présence en la faisant rouler entre les doigts plusieurs fois par jour. C'étaient des châteaux de sable protégeant des navires en os de seiche et en écorce de pin. Barrages illusoires contre l'Atlantique qui disparaissaient avec la marée montante inexorablement comme toute chose en ce monde, mais il ne le savait pas et il courait vite s'ébattre dans les vagues. C'était enfin toutes ces odeurs d'épices, de brochettes et de sardines grillées qui feront que dans la vie, un simple barbecue avec des amis se traduira par des émotions inattendues.

Ce fut aussi les tous premiers émois amoureux ! Ce petit garçon était tombé amoureux de son institutrice du cours préparatoire, Mademoiselle Josette Robert. Il avait trouvé le moyen de lui signifier ce sentiment en lui glissant un petit papier plié en quatre, alors qu'elle circulait entre les rangées de la classe, où il avait écrit à l'encre violette : "brave Josette, je vous ème." Il faut dire qu'à la maison, le héros c'était déjà "Tintin" et son papa lui parlait souvent du "brave" Tintin. Si bien que le mot brave, (alors que la "bravitude" viendrait bien plus tard dans la bouche d'une ministre) était à ses yeux le plus beau des compliments !

C'est vrai que ce "brave Tintin" a énormément compté pour moi et il faut le dire, a participé à mon éducation. Comme lui, j'ai eu envie de chercher le yéti au Népal et au Tibet jusqu'au pied de l'Everest, comme lui j'ai croisé les lamas en skiant dans la cordillère des Andes, "Quand lama fâché…", comme lui j'ai navigué sur différents bâtiments, peut-être pas à la recherche de l'étoile mystérieuse ou du trésor de "Rackham Le Rouge", mais pour le goût de l'aventure. En VTT, le long du Nil, on a voulu sans succès fumer les "Cigares du Pharaon", en dévalant les pistes de ski en Slovénie je me croyais en "Syldavie", quand en Guyane nous remontions le fleuve Mahury en pirogue, ou que nous sautions en parachute, je cherchais les "Picaros" et le "fétiche à l'oreille cassée", quand je pilotais et que j'atterrissais sur l'île d'Oléron, je croyais voir "l'Île noire". C'est sans doute la Castafiore dont les bijoux avaient été volés par une pie qui m'a donné l'envie d'écouter la merveilleuse ouverture de Rossini "La Pie voleuse" (Gazza ladra). Enfin, quand j'ai eu la chance d'être le médecin traitant d'un de nos cosmonautes, c'est encore Tintin et sa fusée lunaire à qui je pensais, quand il me racontait ses aventures en apesanteur. Bref, j'ai souvent espéré ressembler à Tintin. Comme lui, je voulais être curieux de tout et surtout savoir regarder "l'autre" ; être à l'écoute de l'autre. Beaucoup plus tard, rue Sainte-Catherine à Bordeaux, un vieil SDF et son chien qui ressemblait à Milou m'avaient ému. J'avais voulu lui donner une petite pièce et à mon grand désarroi, je ne retrouvais au fond de ma poche qu'une pauvre pièce jaune. Je m'en excusais auprès de lui. "Ce n'est pas grave Monsieur, me dit-il, vous m'avez regardé et c'est cela qui est important, merci beaucoup".

Plus tard aussi, lorsque je me suis installé au Pyla, j'avais mis dans la salle d'attente quelques albums de Tintin pour les patients de 7 à 77 ans. Une dizaine de jours après, il n'y en avait plus aucun...

Nous sommes donc arrivés à Arcachon en 1963 et mon père a rapidement trouvé un poste de censeur à l'école Saint-Elme. Un censeur, ancien colonel, il fallait que cela marche droit ! Les choses ont marché droit, mais il a été très apprécié par toute une génération d'élèves pour ses qualités humaines, sa passion de la mer et du théâtre. Certains d'entre eux me le rappellent encore aujourd'hui. Après la classe de CM2 à l'école Paul Bert, j'ai grandi au lycée d'Arcachon. "Lycée Grand air et climatique" : tout un programme. Son proviseur, Monsieur Guy Brosse, m'a accompagné de la sixième à la terminale. Beaucoup plus tard, devenu son médecin, je l'ai accompagné jusqu'au bout du chemin.

C'est également pendant toutes ces années à Arcachon que j'ai découvert le ski. Ce sera la grande passion de ma vie. J'ai appris à skier sur la piste en aiguilles de pin, dont on retrouve encore les traces près du club hippique, derrière le lycée Grand air. Il y avait un remonte-pente, un tremplin et chaque mois de septembre une grande compétition ouvrait la saison "d'hiver", à laquelle participaient souvent de grands champions comme Annie Famose, Isabelle Mir etc. Il y avait aussi une patinoire "olympique", à la place de l'hôtel Thalazur actuel. Nos parents nous avaient inscrits, mes frères et moi, au club de patinage. J'avais 14 ans et la professeure essayait de créer des "couples" de danse sur glace, ce qui n'était sans doute pas facile, quand je me souviens de certains binômes déambulant sur la glace. Elle m'a désigné une grande, fine et si jolie jeune fille aux cheveux longs... ce sera l'amour de ma vie !

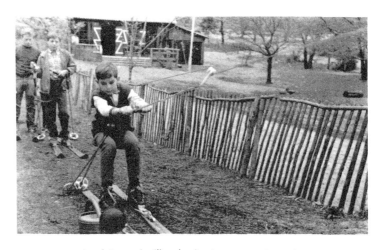
La piste en aiguilles de pin et son remonte-pente

Puis ce seront les études de médecine à Bordeaux. Longues et passionnantes études ! Toute une succession de stages, de travaux pratiques, d'examens, les premières gardes de nuit, les doutes, tout ce qui finit par construire un médecin. Les premiers stages à l'hôpital furent des stages d'externes où nous étions censés apprendre la sémiologie ; c'est-à-dire les signes cliniques qui permettent ensuite de faire un diagnostic. C'était à l'institut Bergonié, le professeur Hoerni, impressionnant et brillant chef de service de cancérologie avait réuni les cinq externes autour d'une très vieille dame, maigre mais avec un volumineux abdomen ascitique (contenant donc anormalement du liquide). En posant à plat sa main gauche sur le ventre et en percutant le troisième doigt de cette main avec le troisième doigt de la main droite, on doit pouvoir percevoir un son plus ou moins sourd selon la nature liquidienne ou aérienne de l'abdomen... nous devions y passer chacun notre tour. La jeune externe, un peu crispée, fit une première tentative. Son manque de souplesse fit qu'un son bien terne arriva aux oreilles du professeur. "Je n'entends rien", dit-il. La jeune externe de plus en plus stressée renouvela ses essais qui se soldèrent à chaque fois par un "je n'entends rien". Au cinquième "je n'entends rien", la petite dame tourna sa tête vers le professeur : "mais vous êtes sourd, professeur ?!".

C'est aussi pendant cette période d'externat que j'ai effectué ma première ponction lombaire…. J'avais bien expliqué à ce patient anxieux de s'asseoir au bord du lit et, afin qu'il arrondisse bien son dos pour que l'aiguille passe aisément entre deux vertèbres, alors que j'étais derrière lui, je lui dis : "Allez, on fait bien le dos rond, allez, on fait comme le chat…". C'est alors que j'entends mon patient très inquiet faire "miaou !".

À cette période aussi, j'ai effectué des remplacements d'infirmier pour gagner quelques sous... Je remplaçais une infirmière d'Arcachon et je devais effectuer une injection intramusculaire à une gentille dame qui m'attendait au presbytère de l'église Saint Ferdinand. Je préparais, à l'aide de ma seringue et de son aiguille, le mélange et tout en la dirigeant vers le haut, poussais sur le piston afin d'éliminer l'excès d'air... C'est là que les choses se compliquèrent. Je poussais le piston de plus en plus fort, sans que rien ne bouge. J'appuyais donc encore plus fort, quand brusquement, tel un fusil à air comprimé, l'aiguille alla se planter violemment au plafond... "Oh mon Dieu"... "Cela arrive, ce n'est pas grave", dis-je à la patiente interloquée, mais peut-être rassurée par le fait que j'avais interpellé "Dieu"... Finalement, je lui fis son intramusculaire et la saluai sans me retourner vers le plafond où était toujours fixée solidement la petite aiguille !

La dernière année de stage interné m'amena vers l'hôpital d'Arcachon où, pendant un an, le passage dans les différents services, les gardes aux urgences finirent par me former et me conforter dans l'idée qu'une vie de médecin sur le bassin d'Arcachon avait beaucoup d'attraits. Mais à cette époque-là (1981), il y avait avant... le service militaire.

LE BSL GARONNE

En 1981, tous les jeunes médecins, pharmaciens, chirurgiens-dentistes, effectuaient 12 mois de service national. Le premier mois se déroulait pour tous à Libourne. Un mois de classe, où un adjudant-chef nous guidait intelligemment vers le monde militaire, souvent inconnu pour la majorité d'entre nous. Ma famille, d'origine bretonne du côté paternel, comptait de nombreux militaires, à commencer par mon père, ancien colonel.

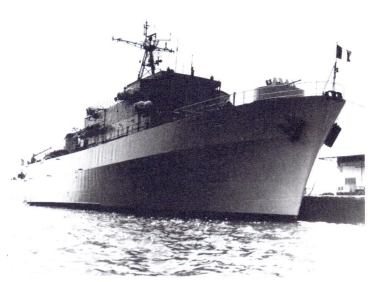

Bâtiment de soutien logistique Garonne

Nous apprenions à tirer au revolver du côté de Saint-Émilion, à comprendre l'atome, la chimie, au service de la guerre et sa prise en charge médicale. Nous apprenions aussi la complexité des grades et de l'étiquette qui se pratique dans l'armée de terre, l'armée de l'air, ou la marine... Ainsi, un officier cinq galons pleins sera un colonel dans l'armée de terre, un capitaine de vaisseau dans la marine et on s'adressera au premier en disant "mon colonel", au second en disant "commandant". Alors que dans l'armée de terre un "quatre galons" sera un commandant et nous nous adresserons à lui en disant "mon commandant" et dans la marine ce sera un capitaine de corvette et nous nous adresserons à lui en disant "commandant". D'ailleurs, dans la marine, à partir du moment où vous commandez un navire, on doit vous appeler "commandant" quel que soit votre grade... Je revois un capitaine de vaisseau, avec ses cinq galons or sur les manches de sa veste, croisant quelques jeunes recrues qui omettent de le saluer. Il se retourna pour les interpeller et en tapotant sur ses galons leur dire : "ce sont des traces de pneus, peut-être ?"

Au bout de ce mois, il fallait choisir son affectation et attiré par la mer, l'aventure, je choisis le poste de médecin major du bâtiment de soutien logistique "La Garonne".

Le BSL Garonne était un bâtiment de soutien logistique, bâtiment atelier, sur lequel était affecté un médecin et un infirmier à la tête d'un cabinet médical et d'un secteur d'hospitalisation d'une dizaine de "bannettes" suspendues à des cardans permettant de limiter au maximum leur roulis pendant la navigation. Me voilà donc en février 1982, à Brest, où, avant d'embarquer, on vous équipait de pied en cap d'une belle tenue de "marin" bleu marine, avec ses galons dorés entourés de rouge bordeaux, signant votre appartenance au service de Santé ; mais aussi d'une tenue de "travail" beige, d'une tenue entièrement blanche (grands blancs) ou encore d'un short blanc, d'une chemise blanche à manches courtes, de chaussures blanches et de grandes chaussettes blanches appelées "tenues joueurs de boules". C'est ainsi que, plus tard, lors d'un cocktail à bord en Martinique, le carton d'invitation notait en bas à droite "tenue joueur de boules". Je l'avais adressé à de jeunes confrères affectés à l'hôpital de Fort-de-France, peu au courant des pratiques de la marine, qui, par bonheur, m'ont téléphoné la veille. Ils pensaient qu'il s'agissait d'une soirée déguisée et s'apprêtaient à venir dans une tenue inspirée du monde de Pagnol...

Nous prîmes la mer à bord de ce bâtiment de 100 m de long, 160 membres d'équipage, en février 82, en direction de la Martinique avec escales aux Canaries puis à la Dominique. J'étais donc le médecin-major (forcément, puisqu'il n'y avait qu'un médecin sur le bâtiment). Après une première nuit, réveil dans le golfe de Gascogne entouré d'une énorme houle, puis au large du Portugal, traversée d'une "dépression hivernale". Comme j'aurais voulu être comme Tintin et le capitaine Haddock, à bord de "l'Aurore" dans l'album "L'Étoile mystérieuse", traversant un coup de tabac et se régalant d'un bon repas à la table du carré, délaissé par les autres membres de l'expédition atteints du mal de mer. C'est avec grande difficulté que je rejoignis mon infirmerie. "Comment cela s'est-il passé avec mon prédécesseur ?" demandai-je à mon infirmier. "Il a consulté couché pendant 12 mois, Monsieur le médecin !...". Il avait beaucoup d'humour... J'ai quand même été rassuré quand je me suis rendu compte qu'au carré des officiers subalternes, parmi les 14 officiers, 10 avaient une bonne raison de ne pas venir déjeuner ce jour-là... et encore plus rassuré lorsque le motel du commandant est venu me demander un comprimé de "Marzine" qu'il a déposé sur un plateau d'argent à l'attention du "pacha", lui aussi atteint de "cinétose", tout seul là-haut dans sa cabine d'officier supérieur.

J'ai beaucoup aimé la Marine durant tous ces mois d'aventures qui nous ont menés en Martinique, Saint-Martin, Saint-Barthélémy, Sainte-Lucie, la Dominique, Madère, les Canaries, la Guyane et le Danemark.

Le médecin à bord, en plus de ses fonctions de soignant, devait assurer la prévention et l'information de l'équipage. À chaque escale, je rédigeais un bulletin relatant les problèmes de santé spécifiques aux pays visités et rappelant les conseils de prudence sur le plan sanitaire. C'était le tout début du sida... Je soumettais ce bulletin au commandant avec qui j'échangeais librement. Mais quand il me demandait d'effectuer quelque chose, je lui répondais : "D'accord, commandant", ce à quoi il répondait : "Monsieur le médecin, je n'en ai rien à faire que vous soyez d'accord avec moi, vous me répondez simplement : Bien, commandant"... et je lui répondais : "D'accord, commandant !".

Quelques anecdotes.

Parmi les conseils que je donnais, je recommandais, lorsque nous étions en Guyane, de ne pas se baigner en eau douce, les risques d'infection et de parasitose étant non négligeables... Pendant ce séjour, où j'ai eu l'occasion de sauter en parachute sur la forêt tropicale et lors d'une remontée du fleuve Mahury en pirogue jusqu'au village de Cacao (site mis à la disposition d'une communauté d'agriculteurs Hmong originaires du Laos), il faisait tellement chaud que je me suis baigné quelques secondes. Quelques jours plus tard, des démangeaisons en haut d'une fesse m'évoquèrent des piqûres de moustiques... (à travers le pantalon !). Puis, alors que nous remontions vers Fort-de-France, apparut une toux sèche, irritante, sans fièvre que je mis sur le compte d'un "coup de froid". Quelques jours passèrent à nouveau et apparurent des douleurs dans la région épigastrique (estomac). C'est à ce moment-là que cette succession de symptômes m'évoqua un cycle parasitaire... Larves qui pénètrent sous la peau (fesses), qui migrent jusqu'aux poumons (toux), puis qui se fixent sur la muqueuse de l'estomac d'où elles pondent des œufs qui seront rejetés dans les selles. Il y avait à bord des réactifs et des microscopes qui m'ont permis de retrouver des œufs d'ankylostome et ainsi de me traiter !

Nous sommes restés plusieurs mois à Fort-de-France. Les horaires de travail à bord étaient de six heures du matin à 13 heures. Les après-midi étaient libres. Nous avions à disposition sur le bateau des planches à voile et des voitures. Nous traversions souvent la baie de Fort-de-France jusqu'à la Pointe du Bout, ou nous partions "en expédition" vers les pitons du Carbet, la Montagne Pelée... "La belle vie".

Plus tard, nous sommes rentrés à Brest pour une "grande révision" (Iper) du BSL Garonne, immobilisé plusieurs semaines. Cette vie à quai ne me convenait pas et je me suis porté volontaire pour partir comme médecin sur un dragueur de mines, le Baccarat, qui accompagnait trois autres chasseurs et dragueurs de mines dans le cadre d'un exercice interalliés en mer du Nord. Nous étions "coupés" du monde pendant trois semaines, même si un des marins gravement blessé m'a contraint de faire une escale de quelques heures sur la côte danoise. C'est lors de cette escale forcée que j'appris le décès de Grâce de Monaco et que l'officier, par ailleurs, me montra le combiné d'un téléphone et me proposa de passer un petit coup de fil à ma famille danoise (du côté de ma mère).

À la fin de cet exercice, nous avons fait escale à Copenhague, où mes cousins danois nous ont reçus (tous les officiers du bateau) pour un dîner où nous avons dansé autour de la table décorée de dizaines de petits drapeaux français et danois. Nous ne parlions pas danois, ils ne parlaient pas français, notre anglais était médiocre, mais tout le monde se comprenait surtout à la fin du dîner arrosé d'aquavit. "Skol".

C'est aussi pendant cette période de "repos" forcé à Brest que j'étais allé voir l'amiral. Je savais que le 15 août à Arcachon, à l'occasion des fêtes de la mer, plusieurs bâtiments de guerre espagnols, portugais, allemands et français venaient mouiller au large des jetées Thiers et Eyrac. Je lui demandais donc si je pouvais profiter de la venue à Arcachon du chasseur de mines Cérès pour rentrer en permission sur le bassin. Et me voilà, franchissant la passe sud sur ce bâtiment de guerre, puis débarquant à la jetée, accompagné par le sifflet du gabier. Je savourais ce moment improbable...

Le lendemain, "fêtes de la mer" et réception au "Tir au Vol d'Arcachon". J'étais convié avec les autres officiers à la soirée, à la table du jeune commandant du bateau. Il avait à sa droite une jeune et jolie demoiselle. Tout se passa bien et les convives commençaient à se rendre sur la piste de danse. Il y avait une dame, très grande, en excès pondéral incontestable, qui dansait avec un tout petit monsieur très mince (à la Dubout). Mon jeune commandant ne put s'empêcher de dire : "Mais elle va le bouffer !". La jeune et jolie fille se tourna vers lui et lui dit : "C'est ma mère !". Fin de soirée plus difficile...

Quand je franchis pour la dernière fois la coupée, en donnant, comme il se doit, le petit coup de tête en fixant le drapeau français sur la poupe du navire, je savais que ces mois de Marine feraient partie de mes jours heureux.

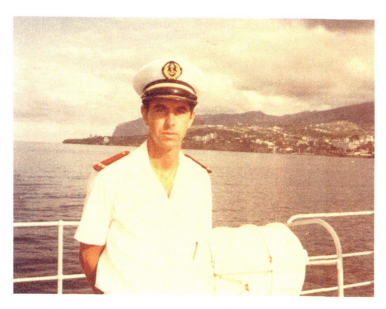

Médecin aspirant Loïc de Lanlay

UN PEU D'HISTOIRE

À l'heure où nous entendons parler de désert médical, il me plaît d'évoquer un "paradis médical", ici, sur le bassin d'Arcachon. Mais revenons brièvement à la création de la station balnéaire d'Arcachon et plus tard à celle de Pyla-sur-Mer pour mieux comprendre la longue histoire qui lie la médecine à ces deux épisodes.

Nous avons de plus en plus tendance à oublier qu'un bon nombre de visiteurs sur le site d'Arcachon (avant même la création de la commune), dès le milieu du XIXe siècle étaient pour beaucoup des malades venant en "cure climatique" ou pour s'adonner à des "bains de mer revigorants". Une clientèle aisée, huppée, venait respirer le bon air iodé, l'air salubre, térébenthiné des pins pour lutter contre le fléau de cette période (jusqu'à la moitié du XXe siècle) : la tuberculose pulmonaire (la phtisie) qui touchait tout le pays. Le bacille de Koch ne fut découvert qu'en 1882 ! (Agent infectieux transmis par voie aérienne, via des gouttelettes contenant des bactéries et expectoré par la toux des malades).

Les médecins de l'époque avaient constaté que les marins et les résiniers ne contractaient que rarement la maladie. La douceur de la température, les parfums balsamiques des espèces végétales et des pins, leur écorce contenant des polyphénols stimulant la circulation sanguine dans les capillaires, semblaient donc être le meilleur des traitements et le seul !

L'arrivée du chemin de fer aidant (Compagnie du Midi), le climat politique de l'époque, les frères Pereire et de nombreux financiers s'engouffrèrent dans cette opportunité dans les années 1860 en construisant sur les hauteurs, plus de 300 maisons, de beaux hôtels (Regina d'Angleterre), le casino mauresque, un kiosque à musique etc. pour distraire tous ces "réfugiés parisiens" et les colonies étrangères (anglais notamment) qui louaient ces villas été comme hiver (Villa Teresa, Alexandre Dumas, Toledo, Brémontier, Trocadéro etc.). Des figures célèbres, des princes et princesses et même des têtes couronnées françaises, espagnoles, anglaises, autrichiennes découvraient la station rivalisant avec Biarritz ou la Côte d'Azur jusqu'aux années 30.

Les allées de la Ville d'Hiver furent dessinées en courbes pour éviter les courants d'air, les bow-windows permettant d'aérer les maisons pour l'hygiène et le bien-être de leurs habitants. Tout le monde y trouvait son compte.

Très vite, cette renommée médicale s'estompe avec la découverte d'antibiotiques efficaces et la mise au point d'un vaccin (BCG). Cela n'empêche pas la tuberculose de sévir encore dans le monde ; l'OMS et l'Institut Pasteur restent très mobilisés.

La beauté d'Arcachon et de ses alentours attire de plus en plus de visiteurs bien portants, cette fois-ci et tous les terrains sont construits. Beaucoup d'allées, de rues, de places de la Ville d'Hiver portent le nom de médecins célèbres (Fleming, Pasteur, Festal, Velpeau etc.) et, beaucoup plus tard, un bon nombre de mes confrères ont succombé au charme de ces villas extravagantes et magnifiques.

Toujours pour des raisons médicales, beaucoup d'enfants sont venus se soigner dans les sanatoriums du Moulleau et du Pyla. Celui du Moulleau, créé par le Docteur Antoine-Arthur Armaingaud, tout d'abord à vocation laïque, puis catholique, sous la responsabilité des sœurs de Saint Vincent de Paul (grâce à différents donateurs : Lalanne, Engremy) existe toujours de nos jours. Sa destination (prévue par les legs) "du bien-être des enfants" est respectée, puisque le centre accueille toujours des colonies de vacances l'été et des jeunes en difficulté sociale durant toute l'année. Un travail remarquable y est effectué. Un autre sanatorium (protestant, celui-là), "Soleil et Santé", voit le jour en 1893, avenue Saint Thomas d'Aquin à Pyla-sur-Mer et fonctionna jusqu'aux années 70. En 1923, la source d'eau des Abatilles fut découverte (par hasard, lors d'un forage de prospection pour trouver du pétrole, à une profondeur de 472 m). L'Académie de Médecine de Bordeaux la qualifie "d'eau de santé" et autorise la création de la Société Thermale des Abatilles en 1925 (indications thérapeutiques : les rhumatismes, l'hypertension, l'arthrose, l'insuffisance rénale, les calculs urinaires). À ce jour, l'eau est toujours produite et exploitée à ce même endroit.

Face au kiosque de la source, trône la statue de Robert Martin (1918-1966), extraordinaire personnage, professeur de lettres et passionné par la guérison des maladies par l'imposition des mains. Sa renommée était immense et des "malades" venaient de la France entière pour le consulter chez lui (en face de la source). Il se déclarait lui-même : "chef spirituel des guérisseurs." Je ne l'ai pas connu personnellement, mais j'ai eu le bonheur de soigner son épouse, Monica, d'origine anglaise et passionnée par Jeanne d'Arc et par le tennis, ainsi que ses enfants.

En 1952, le lycée d'Arcachon sera inauguré ; il s'appellera lycée "Grand Air", premier lycée climatique de plaine. Il existe toujours, même si l'indication thérapeutique (pathologie pulmonaire) n'est plus d'actualité.

Une fois l'œuvre des frères Pereire terminée dans la Ville d'Hiver, des financiers vont s'intéresser aux terrains des alentours, le tramway allant jusqu'au Moulleau. Ce quartier d'Arcachon fut développé par messieurs Grangeneuve et Papin et modelé pour beaucoup par les architectes tels que Louis Garros (Notre-Dame des Passes), Charles Siclis (Casa Sylva, Don Cupi) et Roger Expert (Kypris, Tethys).

Plus loin, au-delà du Moulleau, interviennent de nouveaux aménageurs : Daniel Meller et Louis Gaume. Daniel Meller possède de nombreux terrains et crée très vite la Société Anonyme de Pyla-sur-Mer en 1916. Louis Gaume, après la guerre, commence à bâtir, d'abord sur les terrains de Daniel Meller, puis fonde la Société Immobilière de Pilat-Plage en 1928 (parrainé dans toutes ses actions par de riches clients : Decazes, Rothschild, Montbrison et autres financiers).

Le quartier de Pilat-Plage est né et se situe sur les terrains entre l'avenue Mermoz et la dune du Pilat. Louis Gaume a une vision d'aménageur : il vend, bâtit, harmonise avec des cahiers des charges très précis. Son style néo-basque séduit beaucoup ; il construit de magnifiques hôtels (Haïtza, Oyana, La Corniche etc.). C'est à lui que l'on doit la construction de "la ville sous les pins", permettant de sauvegarder la beauté du lieu. Ses héritiers, que j'ai eu l'immense joie de connaître, d'apprécier et de soigner (Jacques, Jean, Laurent, Bernard et leurs épouses) ainsi que mon ami Louis, l'actuel président du groupe, ont été et seront toujours : "Le Pyla".

Alors que j'étais un jeune interne à l'hôpital d'Arcachon, Jean m'a demandé d'effectuer des gardes de nuit au chevet de sa mère à la fin de sa vie. Ce fut le début de cette longue relation faite de respect et d'amitié. Beaucoup de monde se souviendra avec émotion de Jean, qui tous les matins gâtait ses amis, son médecin, sa postière, sa caissière du supermarché avec de merveilleux cannelés, des gâteaux au citron tout chauds, qu'il confectionnait aux aurores chez lui ; il lui arrivait même de cacher des œufs en chocolat dans les jardins à Pâques pour les enfants.

On peut donc parler de la dynastie "Gaume". Et comme dans toute dynastie, il y aura eu de grands moments de bonheur, mais aussi des tragédies.

Ainsi, cohabitent la dune du Pilat, les quartiers de Pyla-sur-Mer (Ermitage, Bellevue, Super Pyla) et le quartier de Pilat-Plage. À chaque quartier son orthographe ! Il n'en demeure pas moins qu'ils sont tous sur le territoire de La Teste-de-Buch. L'appellation officielle est : "Pyla-sur-Mer". 33115. Toutefois, une mairie annexe y est implantée, avec un adjoint spécifique, des commerces à l'année, une poste, une pharmacie tenue par Anne Charria, une chapelle et jusqu'en 1984, il n'y avait ni médecin ni dentiste !

Bien sûr, mes confrères d'Arcachon et de La Teste effectuaient des visites, mais les Pylatais devaient prendre leur voiture pour consulter. Le Docteur Mertz, puis le Docteur André Lidon n'étaient pas loin au Moulleau et le Docteur Georges Wolff, installé dans la Ville d'Hiver, venait souvent au Pyla. J'ai eu la joie de me rendre en visite avec lui chez quelques patients qu'il avait tenu à me présenter avant son départ. Quand nous nous sommes quittés dans le jardin de cette belle villa en première ligne, les oies bernaches venaient d'arriver pour l'hiver et criaillaient bruyamment au loin sur le banc du Bernet ! Nous nous sommes dit que c'était beau, puis il m'a dit au revoir. Ce fut notre dernière et belle rencontre.

Ce fut donc le 4 juillet 1984 que je m'installais au Pyla, encouragé par Monsieur Despaux (pharmacien d'alors au Moulleau) et Monsieur Prat (adjoint du Pyla). J'avais fait de nombreux remplacements à Bordeaux et ses environs, mais l'appel de la nature, l'enfance sur le bassin d'Arcachon, la qualité de vie dans ce cadre paradisiaque, la perspective d'une patientèle variée, alternant été et hiver, ont eu raison de mon choix. Il ne me restait plus qu'à trouver un local. L'hôtel Ahurentzat, 7 boulevard de l'océan, venait d'être vendu et transformé en appartements.

Je réservais tout de suite une partie du rez-de-chaussée, pas très grande, mais pratique et où l'on pouvait se garer facilement. J'avais trouvé mon paradis ! Très vite, arrive le Docteur Dominique Burg, dentiste, ami, avec qui j'ai travaillé côte à côte pendant plus de 30 ans. Puis, mes confrères Florence Soubie Ninet, Christophe Robin, Stéphane Proust, sont venus tour à tour me rejoindre avant de partir vers des destinations différentes. À ce jour, les médecins du Moulleau n'exercent plus et heureusement, mon confrère le Docteur Damien Ferembach a pris ma suite. Le cabinet dentaire est désormais tenu par le Docteur Hugo Thomas.

J'ai donc pratiqué la médecine générale pendant plus de 38 ans, au 7 boulevard de l'Océan, au Pyla, sans jamais le regretter eté comme hiver, malgré les interrogations des patients de l'été qui me posaient souvent la question : "Et l'hiver, que faites-vous ? Vous fermez ?", ou "Comment faites-vous pour habiter là toute l'année ?" Cela me faisait toujours sourire, mais... chut, il faut savoir cacher son bonheur !

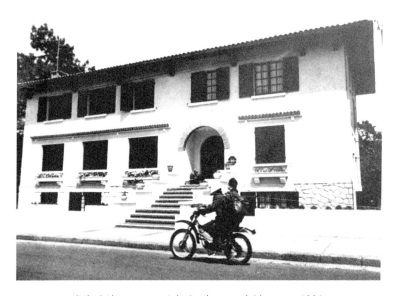

L'Hôtel Ahurentzat qui deviendra une résidence en 1984.
Le cabinet médical était situé au rez-de-chaussée.

Les maires testerins du monde médical et pharmaceutique.

1844 – 1848 : Jean Hameau, docteur en médecine

1857 – 1862 : Gustave Hameau, docteur en médecine

1871 – 1874 et 1876 – 1878 : Auguste Lalesque, docteur en médecine

1878 – 1882 : Jean Semiac, docteur en pharmacie

1882 – 1887 : Pierre Lalesque, docteur en médecine

1951 – 1977 : Aristide Ichard, docteur en médecine

1989 – 2001 : Claude Espied, docteur en médecine

2001 – 2008 : Jean-François Acot-Mirande, docteur en médecine

2008 – 2020 : Jean-Jacques Eroles, docteur en pharmacie

Un certain nombre de maires de La Teste appartenaient donc au monde médical. Il semble que ce soit une vieille tradition française chez nos élus (maire, député, ministre). Les médecins sont-ils attirés par la politique ou l'inverse ? Écouter, diagnostiquer, traiter, travailler encore et encore, il existe un certain nombre de points communs et je suis admiratif de leurs engagements respectifs. L'hôpital Jean Hameau se situe désormais à La Teste et constitue, avec la clinique privée, le pôle santé depuis 2013.

Mais qui était Jean Hameau ?
Le Docteur Jean Hameau s'installe comme médecin à La Teste en 1807. Très vite, il fait de nombreuses publications dans les sociétés scientifiques de Bordeaux et de Paris à partir de ses observations quotidiennes. Il va décrire et étudier la morve du cheval, le paludisme, les fièvres typhoïdes, la pellagre ou mal de La Teste (éruption cutanée spécifique des Landes).

En 1837, il présente ses "réflexions sur les virus" à Bordeaux puis à Paris sans convaincre. Mais les écrits restent ! Il persiste en détaillant toutes les phases de développement du virus (contagion, incubation, prolifération des germes) et commence à évoquer la notion d'anticorps et de vaccins par des virus atténués. Ce n'est que 50 ans plus tard, que Louis Pasteur confirmera ces premières intuitions.

Jean Hameau était-il un précurseur, un visionnaire ? Beaucoup le pensent, quelques-uns apportent la contradiction ! Toujours est-il qu'il faudra se souvenir de son travail acharné et remarquable qui aura fait progresser la médecine. Il continuera ses nombreux écrits notamment sur le choléra en 1839 et deviendra maire de La Teste de 1844 à 1848, tout comme le sera plus tard son fils Gustave Hameau, médecin également (maire de 1857 à 1862).

Outre l'appellation de l'hôpital, la place centrale de La Teste porte son nom, ainsi qu'une rue et une statue de lui a été érigée (par Patrick Lesca). On peut la voir sur "sa" place. Une première statue en bronze avait été réalisée en 1900 puis fondue par les Allemands pendant l'occupation.

Au même endroit, existe un petit musée qui lui est consacré et depuis 2007, une association "Les Amis de Jean Hameau" entretient son souvenir.

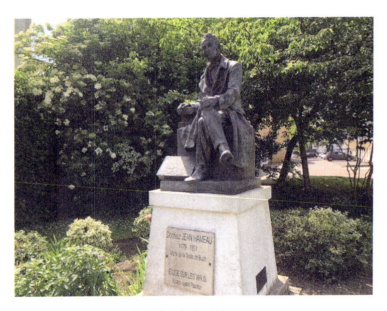

La statue de Jean Hameau
installée dans le centre-ville de la Teste de Buch

LA MÉDECINE AU PYLA

Je me suis donc installé le 4 juillet 1984, au 7 boulevard de l'Océan, à la résidence Ahurenzat et j'ai dit au revoir à mon dernier patient le 31 décembre 2021, au même endroit. Entre ces deux dates, les années ont été rythmées par l'alternance "vacances et hors vacances". En effet, mon activité était différente pendant les vacances (en particulier à Pâques et l'été), période où les grandes villas pylataises s'ouvraient et que les campings étaient complets et les intersaisons où je redevenais le médecin de famille de mes patients arcachonnais et testerins. Les choses étaient bien faites puisque ces patients "à l'année", occupés à recevoir leurs familles pendant les vacances ou travaillant beaucoup pendant ces périodes-là, appelaient moins, me libérant pour gérer "les urgences de l'été". Souvent, fin août, je m'inquiétais en constatant le peu de rendez-vous pris par ces patients locaux, mais dès le début du mois de septembre, le rythme "hors saison" reprenait...

L' été, médecin au paradis.
J'avais amené, à la demande d'une patiente et amie dont la fille s'était mariée la veille dans cette délicieuse église du Moulleau, quelques invités sur la pinasse. Après avoir longé la côte et la dune du Pilat, nous avons "beaché" sur le banc d'Arguin, puis nous

sommes allés nous baigner "côté océan". La luminosité était superbe, l'absence de vent, seulement le bruit des vagues, ces vagues que nous "évitions" en plongeant sous chacune d'elles. C'est alors que l'un des invités m'interpella :
"Dites-moi docteur, ici, vous êtes au paradis avant la mort !..." Il avait sans doute raison. C'est vrai que ce Pyla était un peu un paradis. Un paradis où sont venus se reposer, se cacher, s'aimer, des générations de grandes familles, grandes par leur nombre, par leur histoire.

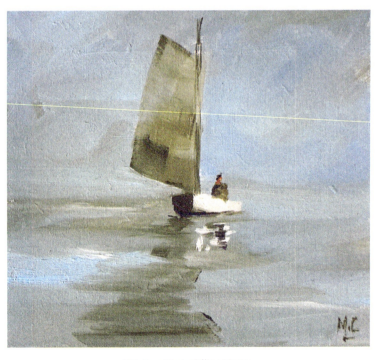

Peinture Marie-Céline Motte

Il m'arrivait en plaisantant, de parler de la principauté du Pyla. Depuis des décennies, une clientèle chic et cosmopolite installait régulièrement ses quartiers au Pyla. Il y a des princes, des princesses, des ducs, des marquises, des comtesses, des ministres, des actrices et tant d'autres... et ce n'était pas toujours facile pour moi, au début, de ne pas faire d'erreur lors des visites à domicile. "Comment dois-je vous appeler Madame ?" demandais-je à cette princesse "Appelez-moi Princesse, mon mari Prince... et mon fils Nikolaï, tout simplement."

*

Cette marquise, passionnée de voile, régatant sur son dragon, s'adressant à un de mes amis, qui devenait son équipier pour la saison. "Pour la simplicité des manœuvres, vous me permettrez de vous tutoyer..."

*

Cette amie et patiente, dont le nom évoque le luxe, que nous raccompagnions à la suite d'un mariage où trônait à l'entrée du parc un énorme bouquet "Présidence de la République", m'interrogea sur la marque de ma voiture. J'avais à l'époque une Skoda break quatre roues motrices, idéale pour la montagne. "C'est une Skoda." "Skoda ? Connais pas !" me dit-elle d'un ton un peu distant.

*

Cet ancien ministre, grand résistant, au chevet duquel je me trouvais, tout jeune médecin, à trois heures du matin, voulait absolument que j'appelle sur-le-champ le professeur Debré, alors qu'il souffrait d'une banale infection urinaire. J'ai pu gérer le problème, sans déranger le maître. Par la suite, nous nous sommes liés d'amitié et il avait même voulu me "décorer de l'Ordre national du Mérite" à 31 ans (ce qui ne s'est pas fait, bien sûr).

*

Cette très vieille dame, sans doute un peu amoureuse, m'offrait régulièrement des petits savons en forme de cœur. L'ancien ministre, quant à lui, voulait faire décorer son jeune médecin… À chacun son cadeau !

*

Dans la magnifique villa où, chaque été, cette grande famille savourait ce paradis caché, la grand-mère, honorable et adorable personne, posait quelques problèmes de santé liés à son âge. Il fallait absolument prendre l'avis d'un gérontologue. Or, le professeur bordelais était en vacances au Cap-Ferret. On envoyait donc la magnifique pinasse "Dubourdieu" et son marin le chercher à la jetée de Bélisaire et nous nous retrouvions, professeur, médecin, infirmière, kinésithérapeute, au chevet de notre patiente…

*

C'est ainsi que j'ai croisé, suivi, vu grandir, se marier, mourir ces "patients de l'été", dont certains sont devenus des amis. Beaucoup d'entre eux ne voulaient pas de feuille de sécurité sociale ; soit parce qu'ils jugeaient qu'il ne fallait pas aggraver son déficit, soit parce qu'ils n'avaient pas de sécurité sociale. Quand je leur annonçais le prix de la consultation (17,50 € à l'époque), ils me regardaient surpris : "Vous ne serez jamais riche, mon ami !". Les honoraires m'étaient souvent remis très discrètement dans une enveloppe et glissés dans une de mes poches, le jour où ils le souhaitaient.

*

Je me souviens de ce patient, grand diplomate, dont l'épouse n'allait pas bien. Nous avions décidé qu'il valait mieux rentrer en Suisse pour la suite de sa prise en charge. Un retour vers Zurich en avion était la meilleure solution. Par téléphone, il me précise qu'ils rentreront l'après-midi même. Surpris, car je n'avais pas la notion d'un vol Bordeaux-Zurich, je compris très vite qu'ils avaient en fait un jet privé...

*

L'été, il y avait donc les grandes villas, mais il y avait aussi les campings. Au cours de la première décennie de ma carrière, chaque été, j'étais le "médecin des campings". Au sud du Pyla, le long de la dune, existent cinq campings : Camping de la Forêt, camping de la Dune (qui deviendra plus tard camping des Flots Bleus, de renommée internationale), Pyla camping, Panorama camping et camping du Petit Nice. Chaque matin, comme un livreur de lait du siècle dernier, je partais faire ma tournée. Dans certains d'entre eux, le gardien à l'entrée me remettait une petite fiche où étaient notés le nom, le plan et le numéro d'emplacement du campeur malade. Dans d'autres, un lieu bien rustique m'était attribué et les patients attendaient sagement devant cette cabane en bois, jeux de boules et serviettes de bain à la main.

J'y ai croisé des "Patrick Chirac", des couples "Pic", qui revenaient chaque année au même emplacement, des "Sophie et Paulo Gatineau" encore amoureux et, en sortant, en passant devant le petit supermarché, je me demandais déjà s'il restait du "Benco".

Plus tard, débordé de travail, j'ai cessé ces tournées de "docteur des campings, des vacances", heureux de souffler un peu, mais avec quand même le cœur gros... car c'était la fin de l'été.

Quelle émotion, ce mois de juillet 2023, de voir tous ces campings ravagés par le feu. Nous avons tous pensé très fort à leurs directeurs et propriétaires et à tant d'efforts anéantis.

L'hiver, médecin de famille.

Quand l'automne arrivait, je redevenais le "médecin de famille", dans le sens le plus noble de la fonction... Cette définition du médecin est fort juste, car bien souvent vous finissez, humblement, à faire partie des familles. Les naissances et les visites du nourrisson, les premiers vaccins, les certificats pour le sport, les certificats prénuptiaux (qui n'existent plus), les conseils pour des vacances lointaines, le suivi de la "longue maladie", l'accompagnement jusqu'au "grand départ".

Vous êtes le confident, le témoin des doutes, des joies, des peines de la vie, tout en prenant un petit café sur la table de la cuisine... Vous prescrivez des examens complémentaires, des médicaments, qui sont là pour soulager ou guérir, mais qui seront bien plus efficaces si vous écoutez et regardez le patient. Ils vous font confiance et ce n'est pas si facile de le mériter. C'est cette confiance qui nous permet chaque jour de pouvoir être debout...

Cette confiance, ils vous la témoignent : en revenant vous voir, tout simplement, en vous serrant fort la main, en vous confiant des secrets de famille, en vous invitant au mariage du "petit" que vous avez vu naître, en demandant des nouvelles de vos propres enfants dont ils connaissent les prénoms, en vous offrant des petits cadeaux. Des petits savons, en passant par le meilleur des gâteaux au chocolat, des poissons tout frais, la bouteille de porto rapportée avec fierté du "pays", jusqu'à la bouteille de champagne, retrouvée dans la chambre d'hôtel à Paris, qu'un patient avait fait livrer (il m'avait discrètement interrogé sur le prochain week-end parisien et l'hôtel où nous devions descendre) ; mille façons de témoigner leur confiance.

Il y avait ce patient, aux opinions politiques très à gauche (et même au-delà), qui venait me voir depuis longtemps accompagné de son épouse. Celle-ci faisait en sorte qu'il ne me parle pas trop de ses convictions et les consultations étaient fort agréables. Au moment le plus aigu de la crise des gilets jaunes et alors que je le savais très actif sur les ronds-points, avec humour, je lui signalais qu'en raison de ma particule, si j'étais arrêté, je serais sans doute guillotiné. Il me répondit : "si cela vous arrive docteur, surtout dites que l'on se connaît..." C'était, à sa manière, son témoignage de confiance.

C'est la fonction de médecin de famille qui m'a apporté le plus d'émotions. Du rire, bien sûr, mais parfois aussi des larmes de découragement, d'angoisse et de joie... Le rire et les larmes, qui seraient, dit-on, le propre de l'homme, se dessinent sur les visages et ne se contrôlent que très difficilement. Ce qui est sûr, c'est que les centres nerveux dans le cerveau, du rire et des pleurs, sont extrêmement proches... et le rire n'est pas toujours synonyme de bonheur, comme les larmes ne le sont pas toujours de peine. Ne dit-on pas : pleurer de rire, rire à chaudes larmes, rire jaune, mourir de rire, pleurer de joie etc. ?

J'ai appris à être prudent et attentif à ces deux symptômes. Quand une patiente vous dit qu'elle va bien, qu'elle sourit, qu'elle rit même, alors que quelques questions plus loin, vous voyez ses yeux briller, puis les premières larmes couler... Le rire et les larmes sont des signes cliniques complexes, mais précieux pour la démarche diagnostique, si loin de l'intelligence artificielle et des examens complémentaires sophistiqués.

Ce livreur de bois venait consulter en bleu de travail bien usé. Il ressemblait un peu à Jacques Villeret et aimait me raconter, avec son accent landais, ses voyages, une fois par an, à travers le monde, en compagnie d'un de ses amis, photographe professionnel. Parfois, il m'apportait son album photo et alors que je contemplais la beauté géographique de l'Asie visitée, il me disait : "Docteur, je sais que vous n'avez pas le temps, les paysages sont beaux, c'est vrai, mais il faudrait que je vous explique, sur le plan philosophique...". Il me parlait alors de Lao Tseu, de Confucius et de Bouddha et voulait les comparer aux philosophes occidentaux. C'était passionnant, un peu surprenant de la part de ce petit homme, alors que la sonnette de l'entrée du cabinet annonçait de nouveaux patients. Humilité... Les gens les plus cultivés ne sont pas toujours ceux que l'on croit.

Le Moulleau et le Pyla redeviennent, l'hiver, un véritable village. On y retrouve les commerces qui ont fait et font la vie de ce petit hameau, construit au pied de Notre-Dame des Passes. Parmi les plus anciens : "Les Enfants Terribles", Patricia et Serge Auschitzky, merveilleux photographes, témoins pendant des décennies de vacances heureuses, de mariages pluvieux ou ensoleillés. Ils sont talentueux et réussissent à faire en sorte que tout le monde soit beau devant l'objectif. Ils possèdent un trésor photographique de plusieurs générations...

On n'oubliera pas le magasin "Elle et Lui", où plane encore l'ombre de Régine Groux, personnage incontournable de la mode pylataise, qui à plus de 90 ans faisait toujours du parachute ascensionnel. Les magasins "First", aux devantures pleines de classe (et de chats) toujours présents. Aux périodes de Noël, les deux magasins et leurs décors valent le détour. "Zig et Puce", l'épicerie "Garrigue", l'épicerie "Fredon", la pâtisserie "Guignard", les glaces, le garage "Boijoux" et tant d'autres, ont le mérite d'avoir fait vivre en toute saison la station.

À la sortie du Moulleau, en face de l'actuel coiffeur, existait une quincaillerie, "Le Rayon Vert", tenue par Monsieur et Madame Copin. Rendez-vous incontournable des bricoleurs du dimanche, on y trouvait de tout, disposé entre trois ou quatre allées d'étagères. C'est là qu'un jour, j'ai croisé un couple de mes patients, toujours très chic, loden et chapeau à plumes de faisan pour lui, tenues de grandes marques pour elle. Pour compléter cette classe, ils se vouvoyaient. Ce jour-là, je savais qu'ils étaient là, car je voyais la plume de faisan avancer et reculer derrière la ligne d'étagères qui me séparait de lui. Son épouse est alors entrée dans le magasin et se rapprochant de la plume de faisan, je l'ai entendue lui dire : "T'as pas 100 balles ?". Humilité... humour.

Et puis, il y a "Chez Tony" ; tenu d'abord par Huguette et Robert Lafontaine. J'ai toujours aimé, les jours de visites à domicile, faire une halte de quelques minutes, lire mon journal avec un petit café. Ce bar-tabac, rendez-vous improbable d'aristocrates, de VIP de toutes sortes, d'ouvriers de l'entreprise Gaume, de mamans qui venaient de laisser "leur petit" à l'école du Moulleau, de vacanciers, de retraités, du maire d'Arcachon Yves Foulon (à l'origine de la création d'un service de médecins de garde "municipal" unique en France) était pour moi un instant de répit. Les patients que j'y croisais respectaient cette douce mi-temps.

Mais, parfois, Robert, sachant que j'étais là, descendait en pyjama rayé et charentaises au milieu de tout ce beau monde, en raclant bruyamment sa gorge pour me démontrer ses "fluxions". Quand Huguette est décédée (après Robert), suite à l'incendie de l'immeuble, nous nous sommes tous retrouvés à l'église du Moulleau pour son enterrement. Le prêtre, qui avait compris qu'il y avait parmi l'assistance un certain nombre de non-pratiquants, avoua que dans le bar-tabac d'Huguette il y avait certainement eu beaucoup plus de confessions que dans son église. Humilité... humour.

Deux messieurs, debout devant le bar, commentaient l'actualité en lisant le "Sud-Ouest". Tu as vu Miss Arcachon comme elle est belle, dit le premier, une grande et belle brune, elle porte un nom qui fait penser qu'elle est originaire du Portugal ou peut-être même du Brésil !" "Mais non, dit le second, elle est de Gujan-Mestras." "Ah bon, dommage", dit l'autre en tournant la page.

Laurent, leur fils, a pris la suite. Gentillesse, respect, douceur... il aura lui aussi marqué son passage. Je continue à aller prendre mon petit café et lire le "Sud-Ouest", "Chai Toni", tenu désormais par Benjamin et Géraldine, qui perpétuent la tradition.

∗

DES PATIENTS ORIGINAUX

Toutes ces années de médecine m'ont permis de croiser bien des patients, toujours intéressants, attachants, mais aussi, parfois originaux.

Je proposais à cette dame un rendez-vous pour le lendemain : "Non, Docteur ; je ne peux pas demain, j'ai coiffeur." Je m'étonnais que l'on ne puisse pas trouver une heure de rendez-vous malgré tout. Mais en fait, je compris très vite qu'elle prenait le matin à sept heures la navette Air France pour Orly, allait chez son coiffeur réputé à Paris et reprenait la navette à 16h30 ; son chauffeur venant alors la chercher à Mérignac...

*

Lors de mes visites chez cette patiente, extrêmement sympathique, j'avais remarqué un tableau, sans doute d'un artiste peintre contemporain, au bas duquel était noté au crayon une dédicace. Un jour, alors qu'elle était partie chercher sa carte vitale dans la cuisine, je ne pus m'empêcher de lire ladite dédicace. "À cette belle s*****, à qui je pense jour et nuit." Je ne crois pas qu'elle ait remarqué le trouble qui m'avait envahi alors quelques secondes...

*

Au tout début de ma carrière, j'avais un patient, lui aussi tellement attachant, petit par sa taille, un long visage fellinien, des yeux bleus délavés et de grandes oreilles... il n'avait de grand que son nom qui évoquait un "grand d'Espagne".

Il déambulait aux Abatilles portant de grandes valises et sonnait chez les gens pour leur vendre des vêtements. Je pense qu'il était le dernier d'une génération de démarcheurs à domicile. Il vivait seul et le problème avec ce monsieur, c'est qu'il était hypocondriaque et que pour se rassurer, il appelait plusieurs confrères différents au cours d'une même semaine. Il ne s'en cachait pas et évoquait à chaque fois les consultations avec le précédent en déclarant : "Il connaît son affaire." Il était connu dans le milieu médical arcachonnais et nous en parlions avec tendresse. Mais à force de nous appeler les uns et les autres pour des symptômes futiles ("Regardez mes pieds bleus"), nous avions tous failli passer à côté d'une "péritonite fulminante." Bien des années plus tard, lors d'une visite dans une maison de retraite, j'entendis derrière moi "Bonjour, Docteur de Lanlay". Je me retournais. Il était là, debout, habillé uniquement d'une nuisette trop courte, les cheveux longs, des charentaises usagées à ses pieds, un sourire éclairant ce visage si caractéristique : c'était "mon grand d'Espagne".

*

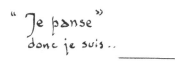

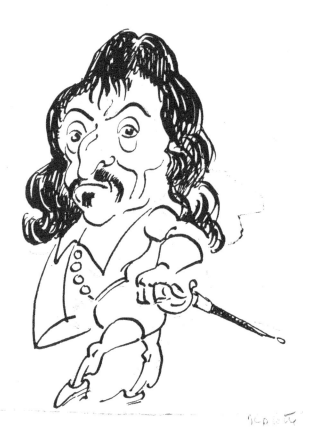

Un petit cadeau original d'une patiente

Ce couple pylatais était venu me consulter simplement pour s'assurer qu'ils ne souffraient pas sur le plan cutané d'allergie ou de parasitose. Ils habitaient en haut du Pyla, à la lisière de la forêt de l'Eden. Ils avaient remarqué depuis quelques temps qu'un très vieux renard pouilleux déambulait dans leur jardin. Je l'avais personnellement aperçu également parfois devant la villa. Mais ce qui les inquiétait, c'est que la veille, ils avaient retrouvé notre "goupil" galeux, tendrement installé dans le divan face à la cheminée crépitante du salon.

Je ne pus m'empêcher de penser à mon "grand d'Espagne". Je compris alors que "goupil" et mon "grand d'Espagne" souffraient de la même maladie : la solitude et le manque d'amour.

*

Ce colonel retraité était incontestablement hypocondriaque et me "convoquait" régulièrement à son domicile. Il n'était pas facile, mais nous arrivions à nous entendre même si ses sourires étaient bien rares et qu'un jour je me rendis compte qu'il déclenchait un chronomètre à mon arrivée, sans doute pour évaluer si je méritais mes 85 francs de l'époque.

L'hypocondrie d'un patient est souvent difficile à gérer. On peut se lasser de la succession de plaintes que l'on arrive tant bien que mal à classer, en s'imposant cependant de se remettre régulièrement en question pour éviter l'erreur de diagnostic. Je m'étais rendu compte que, lorsqu'un patient, à force de multiples inquiétudes injustifiées, commençait à m'irriter, il fallait que je fasse particulièrement attention, car souvent il développait alors une maladie organique réelle. Les hypocondriaques meurent aussi un jour...

*

Il y a beaucoup de généraux à la retraite sur le bassin d'Arcachon. Très souvent, ce sont d'anciens commandants de la base aérienne de Cazaux. Après deux ans de direction, ces colonels continuent leur brillante carrière ailleurs, notamment à l'état-major, puis, quand ils ont obtenu leurs étoiles et atteignent l'âge de se reposer, beaucoup viennent s'installer "au paradis"...

L'un d'entre eux m'a beaucoup impressionné. D'une volonté et d'un dynamisme extraordinaires (à 95 ans, il jouait encore au tennis, se baignait tous les jours de l'année), il ne tolérait pas d'attendre une seconde dans la salle d'attente. J'ai essayé de gérer au mieux cette exigence et d'être le plus rigoureux possible au cours de la consultation. Je recevais le lendemain une lettre, résumant minute par minute la démarche diagnostique et lorsqu'il était satisfait, précisait qu'il souhaitait que je ne prenne ma retraite qu'à 90 ans et qu'en échange, les hélicoptères de l'armée puissent être à ma disposition pour me déposer sur les sommets enneigés. Il connaissait ma passion du ski et avait beaucoup d'humour.

> ". Rapport sur la consultation du Docteur de Lanlay le mardi 25 avril à 12 heures
>
> **9 heures** par appel téléphonique le patient demande un rendez vous : il ressent des douleurs qu'il attribue à un "tour de rein" !
>
> **Réponse** du médecin :rendez vous ce même jour à 11 heures. 45
>
> **11 heures. 45** la consultation commence:
>
> Résultat : tension normale , pouls régulier, pas d'inflammation dans la gorge ,,,,, pas de température,,,,,,,le Médecin pourrait donc "voir venir" …et pourtant **il réagit immédiatement** :
>
> Mesures à prendre sans délai :
>
> 1/. **analyse du sang**. Le médecin appelle lui même le laboratoire et obtient un rendez-vous à 14 heures pour le jour même
>
> 2/ **radio des poumons** à faire sur la lancée Le Médecin va appeler le laboratoire   ,le patient tergiverse,   il fera lui même la demande.   Soit ! "
>
> **En moins d'une demi- heure**, avec décision, dans le calme et la sérénité Le Médecin a pris les mesures nécessaires que le patient ,lui *jugeait superflues* et qui se sont révélées.plus rapidement efficaces que le patient ne pouvait l'espérer
>
> Mes parents, mes amis , à Paris ou dans ma Bretagne natale envient l'aide médicale, rapide et efficace, dont grâce à vous, je peux encore profiter, en 2017 .
>
> Si un candidat à la présidence proposait de n'autoriser le départ à la retraite des medecins **qu'après 90 ans** ,je voterais pour lui, en proposant que , en compensation, l'Armée de l'Air mette à leur disposition, avion et hélicoptère pour les déposer à leur demande sur les glaciers de leur choix………….Pourquoi pas ?
>
> Serait bannie, évidemment, **la désinvolture** illustrée par le récit dans le journal ci joint, des anciens élèves de l'Ecole de l'Air
>
> Aurez vous le temps de le parcourir ?
>
> Docteur cette fois encore j'ai pu apprécier votre promptitude à prendre les décisions qut s'imposaient et d'avoir su et pris le temps de me convaincre. Je vous en suis reconnaissant

Rapport sur la consultation - Général Jacques Chevallier

✽

Cet autre patient vivait sur son voilier au port d'Arcachon, si bien que chaque fois que je rentrais avec la pinasse, je savais que sur tribord, je l'apercevrais et que nous pourrions ainsi échanger quelques mots... Ce jour-là, il y avait à bord quelques amis. J'aperçois alors mon patient, que j'avais vu à la consultation quelques jours avant pour un zona très douloureux. Je lui avais prescrit le seul traitement antiviral qui existe pour cette maladie et quelques antalgiques. "Bonjour, comment ça va ?" lui lançais-je. Il se dressa dans son cockpit. "Ah bonjour Docteur, je vais très bien." J'ai cru bon, pour me faire "mousser", de lui héler "et grâce à qui ?". C'est à ce moment précis qu'il me cria "grâce au guérisseur !". La "prétention" est toujours punie ! J'accélérais alors un peu la pinasse avec ses passagers hilares...

*

Il s'appelait Hamed, il était marocain et travaillait comme "homme de peine" (c'est ainsi que l'on dit au Pyla) dans un des campings. J'ai été son médecin pendant des années, lui et sa nombreuse famille. Une de ses filles était ravissante, j'aimais m'étonner auprès d'elle qu'elle ne soit pas une des épouses du roi du Maroc et elle éclatait alors de rire. Hamed, lui, malgré toutes ces années en France, ne parlait quasiment pas français et quoi que je lui dise, répondait toujours par "merci Docteur, tu es le meilleur, merci Docteur" et il m'embrassait la main... Il avait une insuffisance cardiaque grave et lorsqu'un jour il m'annonça qu'il voulait aller en pèlerinage à La Mecque, j'ai été obligé de lui expliquer que ce n'était pas raisonnable compte tenu de son état de santé. À plusieurs reprises, avec des mots de plus en plus simples, je lui ai expliqué la dangerosité de ce voyage... À chaque fois, j'étais le meilleur et il m'embrassait la main. À la fin, je finis par lui dire que s'il partait à la Mecque, il allait peut-être mourir... "Merci Docteur, tu as raison, tu es le meilleur, mais je vais aller à la Mecque." À ce moment précis, je n'étais pas "Tintin" mais le "capitaine Haddock", dans l'album "Coke en stock" où il expliquait en vain à plusieurs Africains qu'il retrouvait dans la cale du cargo "Karaboudjan" et qui croyaient aller à la Mecque, qu'en fait ils allaient devenir esclaves... Là aussi, il finissait par s'emporter, car comme Hamed, nos chers passagers voulaient quand même aller à la Mecque. Alors, comme Haddock, épuisé, je finis par lui dire "eh bien, va à la Mecque." Il est allé à la Mecque. Il en est revenu heureux et n'a pas manqué de venir m'embrasser la main et me dire que "j'étais le meilleur".

*

Cet ancien chef d'entreprise, toujours chic, au volant de belles voitures, a pratiqué le golf plusieurs années, puis le temps passant, la pétanque à "la boule Pylataise" lieu de rendez-vous incontournable, où l'on croise les ouvriers de l'entreprise "Gaume", un ancien poissonnier, de grands noms du rugby, des acteurs connus et aussi tous les personnages qui font la vie locale comme Loulou Marlet, les frères Diego, les frères Charvet, Claude Chabellard... et tant d'autres. Il m'arrivait d'effectuer des visites à son domicile, villa cossue du Pyla. J'étais très intéressé par un grand nombre de tableaux aux murs, aux couleurs vives et qui ne me laissaient pas indifférent. Il m'avoua que c'était lui qui les réalisait, passion dont il ne m'avait jamais parlée. Je constatai qu'ils étaient tous signés "Dalo" et je m'interrogeais sur l'origine de cette signature, si loin de son vrai nom de famille. "Et pourquoi Dalo ?". Eh bien parce que "Dali" était déjà pris, bien sûr... !

*

Ce patient de 70 ans était atteint du "syndrome de Diogène" (trouble psychiatrique, se traduisant par une accumulation volontaire d'objets et déchets, associé à une hygiène médiocre). Dans son petit appartement de La Teste, il gardait tout, ne jetait rien. Boîtes en carton, journaux, échantillons, encombraient chambre, salon et couloir, au point d'en rendre difficile l'accès. Même son lit était recouvert de déchets, lui laissant juste la place de s'étendre. Comme souvent, le suivi psychiatrique était difficile. Il était toujours habillé du même T-shirt et d'un pantalon taché et troué, retenu par un vieux sandow orange. Quand, en ce début d'année, je lui ai rendu visite, la situation était identique, sauf le sandow visiblement tout neuf, jaune vif. Il a vite vu que je fixais sa nouvelle ceinture et très fier m'annonça : "Nouvelle année, nouveau sandow !" What else ?

*

J'ai eu le grand plaisir d'être le médecin de Serge Sauvion acteur au cinéma et au théâtre et aussi connu pour avoir été la voix française de l'inspecteur Columbo... Ce n'est qu'au cours des consultations successives qu'il s'était confié sur sa vie d'acteur et de doublure de Peter Falk. Il ne portait pas d'imperméable et ne possédait pas de vieille 403 cabriolet et pourtant j'ai espéré en vain, qu'un jour, après m'avoir "posé une dernière question", en se retournant, il m'annonce qu'il allait "en parler à sa femme."

*

Grand animateur et grande voix de radio, Jacques Bal a pris lui aussi sa retraite sur le bassin et chaque fois que je le voyais, ou plutôt que je l'entendais, je replongeais dans les années de mes 20 ans, où tous les matins il me réveillait sur France Inter précédant Gérard Sire et tant d'autres.

*

Marie vivait au pied de la dune, dans une vieille maison, ressemblant plus à une cabane de résinier qu'à une villa. Elle se chauffait avec un poêle à mazout qui lui permettait aussi de cuisiner. Il y régnait un désordre sympathique et j'aimais lui rendre visite, même si pendant longtemps, la traversée du petit enclos pour venir toquer à sa vieille porte ajourée était une épreuve. Marie possédait une oie, qu'elle appelait "Lilly" et telle un chien de garde, elle se mettait sur mon chemin, cou tendu et en cacardant (sifflement bruyant). Je me protégeais alors tant bien que mal avec la sacoche et la contournais en chuchotant des mots gentils et en l'appelant par son prénom. Une fois par mois, Marie m'offrait un œuf de Lilly, que nous utilisions sur ses conseils pour la pâtisserie et je lui achetais ceux de ses poules sachant combien cela pouvait lui rendre service. Puis, un jour, Lilly a disparu, sans doute enlevée par un renard et Marie a eu beaucoup de peine et moi sans doute un peu aussi.

✳

Cet homme d'un certain âge était venu consulter en m'expliquant qu'il souffrait de partout. J'essayais de lui demander de préciser le type et la localisation de ses douleurs. C'est alors qu'il me répondit : "Ma plus grande douleur, ce sont mes 45 ans de mariage."

✳

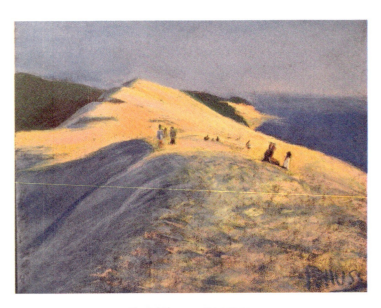
Pastel Florence Uriot-Huss

Une grande dame

Tout au long de ces années, mes visites à la villa "Viva" ont été rythmées par les saisons et par les arrivées (bagages et orchidées blanches arrivant la veille) et les retours vers Paris de leurs propriétaires. Au fil du temps, la durée des séjours au Pyla était de plus en plus longue pour le marquis et la marquise de Royère qui aimaient follement le Pyla. Marie Jeanne de Royère, nièce de Jeanne Lanvin, s'installait plusieurs semaines dans cette magnifique villa où l'on pouvait, selon la période de l'année, noter les indices du temps. Ce n'était pas le parfum des grands lys blancs qui toute l'année décoraient le salon, mais en décembre, l'immense sapin de Noël entièrement givré, les plantations en avril des impatiens de Guinée blanches bien sûr, tout autour de la villa et la vaccination antigrippale du personnel en octobre (cuisinière, majordome et la fidèle Isabelle) "convoqués" dans le boudoir.

Et puis, il y avait l'été, les enfants et petits-enfants dont elle était si fière, qui animaient la grande villa. Pendant des années, elle organisait le 15 août, un grand cocktail où, au soleil couchant, sur la terrasse, se côtoyaient les amis de l'été et quelques locaux, dont les médecins et les maires de la Teste et d'Arcachon. "J'ai invité Monsieur Harrods", me disait-elle. En fait, il s'agissait de Monsieur Eroles, édile de la Teste !

Puis les années passant, plus de cocktail... Mais jusqu'à la dernière année, elle aimait organiser un dîner pour son médecin et son cardiologue, le Dr Dupas et leurs épouses. Un grand chef, à demeure, confectionnait des repas exceptionnels... et jouait au golf dans la journée.

Mon rôle auprès de Marie Jeanne a surtout été de la rassurer tout au long de ces années. Je retiendrai de ces rencontres les anecdotes de ses voyages sur le France avec son père ou à bord du Concorde. Cette grande dame, pleine de sensibilité et d'attentions, d'un autre monde, m'a profondément marqué.

Aujourd'hui, la villa Viva s'est agrandie et sur le grand terrain, une deuxième demeure a été construite au doux nom de "Mar y Luna" (nom d'une des villas de Jeanne Lanvin au Pyla en 1927) où se perpétue le souvenir des grandes soirées pylataises.

MOTS ET MAUX D'ENFANTS

La consultation des enfants a toujours été un moment privilégié pour moi. Si la démarche diagnostique du nourrisson, qui ne peut s'exprimer, est souvent anxiogène pour le médecin, l'examen clinique, l'interrogatoire de la maman et surtout le bon sens permettent de gérer la situation. Mais il est vrai que cela n'est pas toujours facile.

Je revois ce petit Alfred, huit mois, amené par sa maman et son grand frère Arthur, six ans. Il a beaucoup de fièvre, plus de 39, depuis deux jours. L'examen clinique est strictement négatif et la maman très inquiète... Dans ce cas-là, surtout pas d'antibiotiques, on prévoit éventuellement pour le lendemain, en fonction de l'évolution, analyse de sang et d'urines pour essayer de trouver une cause à cet état fébrile... Paracétamol, hydratation, ne pas trop le couvrir, le surveiller etc. Mais il est vrai qu'il est difficile de rassurer complètement la maman qui finit par vous communiquer un peu son inquiétude... on rédige les différentes ordonnances et on se prépare à saluer la maman lorsque le jeune Arthur s'approche de son petit frère et lui pose sa main sur le front. "Ouh là, qu'il est chaud !" dit-il sans me regarder. Merci, Arthur, de me rassurer ainsi... !

*

Lorsqu'ils sont plus grands, on arrive à gérer leur peur du médecin en devenant le docteur du doudou ou en leur promettant une glace au "Cornet d'amour" ou aux "Délices glacés". J'ai souvent été frappé par la maturité de la majorité d'entre eux... surtout depuis quelques années. Ils décrivent souvent très bien leurs maux et débutent les phrases par "en fait"... certains même parlent beaucoup et, en quelques minutes, le temps que le papa parte chercher la carte Vitale oubliée dans la voiture, me décrivent la situation familiale complexe, alors que je ne leur ai rien demandé...

*

Le jeune Victor, dix ans, extrêmement à l'aise, avec un français parfait, s'exprimant clairement et logiquement, très poli et respectueux de surcroît. "Je pense que tu seras président de la République plus tard", lui dis-je. Il me regarda avec étonnement sans aucune remarque de sa part. La consultation se passa donc très bien et je raccompagnai Victor et sa maman vers la sortie. Dans le couloir, alors qu'ils allaient partir, je lui lançai : "Au revoir, Monsieur le Président !". C'est alors qu'il se retourna, se mit au garde-à-vous et, en faisant le salut militaire, me lança : "Au revoir, Monsieur le Premier ministre !".

*

Ce jour-là, Garance, six ans, qui s'était faite belle pour aller chez le docteur, se laissa examiner la gorge et le tympan sans rien dire, ce qui n'était pas le cas d'habitude... La consultation se passa très bien. Elle sortit du cabinet et se retrouva dans le couloir, la porte de la salle d'attente bondée ouverte. "Garance, tu n'as pas dit au revoir au Docteur !" dit sa maman. Et je l'entendis dire très fort : "Au revoir, mon petit lapin !"

*

"Combien je vous dois, Docteur ?" À la jeune maman du petit Louis, je répondis avec une pointe d'humour : "Aujourd'hui, ce sera 500 €" "Plus tard, je serai Docteur" répondit Louis sans lever les yeux de sa tablette...

*

Au début, j'avais dans la salle d'examen une bicyclette ergométrique qui me permettait de calculer la consommation maximale d'oxygène de jeunes sportifs que je suivais et conseillais pour leurs compétitions. J'ai fini par abandonner ce vélo qui servait plus souvent à de jeunes patients venus en famille. Alors que j'essayais d'ausculter la petite sœur, la grande sœur pédalait de plus en plus vite et de plus en plus fort... n'écoutant personne... et rendant l'examen bien difficile. C'est sur ce même vélo qu'un jeune patient m'annonça : "Ma mère va vous inviter à l'apéro !" Ce sont devenus de grands amis !

*

À propos "d'apéro", un soir alors que nous dînions au "Cap", restaurant mythique du Moulleau, je reconnus à la table d'à côté une famille avec de jeunes garçons de 10 et 11 ans. Le papa avait devant lui une pinte de bière. (Au Pyla, nous dirons plutôt un distingué.) J'entendis alors le plus jeune lui dire : "Papa, tu vas attraper la grippe à bière !"

*

Cette jolie petite fille, qui me faisait penser à Shirley Temple quand elle jouait Heidi, me regardait fixement. Je m'approchai d'elle, en lui expliquant que nous allions soigner tous les deux son doudou et en me dévisageant toujours aussi intensément, elle me déclara : "Tu as les dents de travers !" Ce qui est dit, est dit !

*

Les enfants peuvent aussi être à l'origine de bien des émotions : des joies, des angoisses et parfois d'immenses peines pour le médecin. Il y a deux situations où je ne pus retenir mes larmes.

À chaque fois que j'ai assisté à la naissance d'un bébé. Le premier cri de ce petit être qui n'était pas là quelques minutes avant, véritable miracle de la vie, "miracle" pourtant bien banal car se répétant chaque jour depuis des millénaires sur notre planète.

Quand un jeune patient mourait ; et heureusement que ce moment d'immenses tristesses et de désarroi ne s'est répété que deux fois. Il s'appelait C, il avait 13 ans et après plusieurs années de lutte contre un sarcome, amputé d'une jambe, il est parti... Je me suis alors senti tellement perdu, vaincu et je ne pouvais que serrer si fort dans mes bras ses merveilleux parents...

*

Ce jeune adolescent, qui chaque été venait au Moulleau, lui aussi a lutté en vain contre un mélanome et là encore une immense détresse m'envahit quand j'appris sa disparition.

D'autres moments difficiles... voir grandir années après années la petite A, terriblement brûlée au visage lors d'un accident domestique, s'améliorant cependant opérations après opérations et porteuse de masques faciaux correctifs, si courageuse et si mûre. Tout comme ces enfants atteints de maladies rares et qui sourient encore et toujours tout au long de leur vie.

Maintenant que les années sont passées, ce qui me touche le plus, c'est que tous ces enfants dont j'ai soigné les doudous, m'amènent à leur tour leurs propres enfants et qui eux-mêmes m'amènent enfants et doudous... C'est avec beaucoup d'émotion qu'il m'arrive de remettre au jeune papa le dessin de son doudou qu'il m'avait déposé avec fierté et que j'avais gardé précieusement dans son dossier.

*

DRÔLES D'URGENCE

Il y a de véritables urgences : traumatismes graves, AVC, infarctus et le stress qui les accompagne, en attendant le SMUR ou l'hélicoptère. Cependant, il existe aussi d'autres "urgences" qui, parfois, prêtent à sourire.

Prenons l'exemple de cette patiente qui m'appelle, très inquiète. "Mon mari ne va pas bien", dit-elle. J'essaie d'en savoir plus sur les raisons de son inquiétude... "Vous savez, Docteur, ce n'est plus possible, il me réclame son revolver plusieurs fois par nuit." J'essaie d'en apprendre davantage sur le patient que je ne savais pas dépressif. "Son revolver ? Mais pourquoi ? Il n'a pas le moral ? Il souffre ?" "Mais enfin, Docteur, pas du tout, il a tout le temps envie de faire pipi"... Je comprends alors qu'il s'agit en réalité du "pistolet", un pot ayant une forme spéciale permettant d'uriner au lit... !

*

C'était au tennis d'Arcachon, lors d'un tournoi féminin de haut niveau. Au cours de ce double, l'une des joueuses, au filet, effectue un smash et sa balle vient heurter violemment la tempe de l'une des joueuses adverses. Le choc très brutal entraîne un véritable KO. L'arbitre, paniqué, appelle le 15. "Venez vite, la jeune femme a perdu connaissance, elle a pris une balle dans la tête." "Une balle dans la tête ! ?

Pourriez-vous me préciser avec quelle arme ?" répond le médecin coordinateur...

*

Ce soir-là, de garde et à la demande de la police, je me rends dans une villa pour examiner un patient agité présentant des troubles psychiatriques. J'essaie de m'entretenir calmement avec lui et un véritable dialogue s'instaure. Il se met à parler, beaucoup parler et finit par m'annoncer qu'il fait partie de l'ETA et qu'il a le projet d'assassiner le président Mitterrand... d'ailleurs, me dit-il, j'ai un revolver, en plongeant sa main dans la poche de son blouson. Son comportement change ensuite : "Le problème, Docteur, c'est que je vous en ai trop dit, vous en savez trop, il va donc falloir que je vous supprime". Sa main remue un objet dans ladite poche... Je garde mon calme et je fais preuve de diplomatie. Je réussis à lui administrer une injection de calmants, puis, complètement sédaté, je l'oriente vers l'hôpital Charles Perrens. Ni le docteur, ni le président Mitterrand ne sont morts cette année-là.

*

Ce grand jeune homme, très sportif et en pleine santé était venu uniquement pour effectuer son rappel de vaccin DT-Polio. Assis sur le bord du lit d'examen, il m'avoue ne même pas avoir senti l'injection dans le deltoïde de son épaule. J'aurais sans doute pu percevoir une pâleur apparaître sur son visage, mais ce ne fut pas le cas et je me suis dirigé vers le bureau afin de remplir son carnet de santé. C'est alors que je perçus un son sourd, correspondant à un choc brutal et lourd sur le sol. Mon jeune sportif venait de s'écrouler, inconscient, violemment, au pied du lit. Malaise vagal classique, mais la chute était si lourde. Après lui avoir relevé les jambes, contrôlé sa tension qui remontait doucement et m'être assuré qu'il n'était pas blessé, je l'ai guidé vers la salle d'attente et lui ai demandé de rester assis sur le sol quelque temps, sous la protection des autres nombreux patients... Un quart d'heure plus tard, je l'ai retrouvé en pleine forme, entouré de plusieurs dames et dégustant un superbe éclair au chocolat de "chez Guignard", offert par la plus jolie d'entre elles. (Sans doute le meilleur traitement du malaise vagal...).

*

Au tout début de ma carrière, je suis appelé dans une petite villa du Moulleau. Une vieille dame m'attend sur le seuil de la porte. Elle m'explique que son mari, âgé, ne va pas bien. Ils ont un bon et vieux médecin qu'ils aiment beaucoup, mais l'entourage leur a conseillé de prendre l'avis d'un plus jeune... Situation que je n'aime pas vraiment et j'essaie de rester le plus confraternel possible. Je n'ai même pas le temps d'examiner mon patient que la sonnette retentit. "Oh mon Dieu, c'est notre médecin !" s'exclame la vieille dame. Paniquée à l'idée que nous nous croisions et qu'elle puisse lui faire de la peine, elle ouvre une porte derrière moi en disant "échappez-vous, échappez-vous !". Je me retrouve alors dans un tout petit local, qui se révèle être un cagibi, avec cette sensation complètement nouvelle pour moi d'être l'amant surpris par le mari... Mais ce cagibi avait une double porte qui donnait dans deux chambres différentes. Je me retourne et pousse doucement cette deuxième porte. J'arrive à m'extirper silencieusement et me retrouve finalement dans le jardin, puis dans la rue et m'échappe tel un petit voleur sous le regard lointain et amusé d'un Feydeau qui n'avait finalement rien inventé.

*

Ce moniteur de colonies de vacances m'avait amené un de ses petits vacanciers pour un problème d'allergie oculaire. L'enfant se grattait beaucoup et ses yeux étaient rouges sous des paupières gonflées (chenilles processionnaires ?). J'avais donc prescrit, en plus d'un traitement local, des gouttes de cortisone (Célestène) dont le nombre de gouttes à boire est fonction du poids de l'enfant, deux fois par jour, soit dans ce cas précis cent gouttes matin et midi pendant trois jours. Ce traitement à base de corticoïdes, à diluer dans de l'eau, est l'un des anti-allergiques les plus puissants. Une heure après, je reçois un coup de téléphone du moniteur, affolé, m'expliquant que l'enfant pleure de plus en plus.
Il me dit qu'il vient de mettre 50 gouttes de Célestène dans chaque œil et que cela lui fait de plus en plus

mal… Et pour cause. Moralité : un traitement doit toujours être expliqué par le médecin qui doit s'assurer qu'il a bien été compris par la personne qui l'administre…

LES PATHOLOGIES DE L'ÉTÉ

Huîtres et crustacés

Le produit merveilleux du bassin d'Arcachon, c'est son huître. Au début, il s'agissait d'une huître plate ou gravette, à l'état sauvage ; puis remplacée par l'huître creuse portugaise qui avait été introduite suite au délestage d'un navire coincé par une tempête ; le commandant pensant sa cargaison avariée... Au cours du XIXe siècle, quelques pêcheurs créent les premiers parcs à huîtres et l'utilisation de tuiles chaulées pour recueillir le naissain. L'ostréiculture est née.

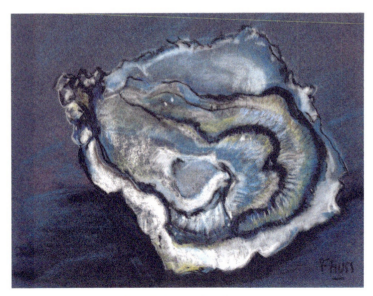

Pastel Florence Uriot-Huss

Dans les années 20, une maladie décima presque toutes les huîtres plates en épargnant les huîtres portugaises. Plus tard encore, une nouvelle maladie élimina les huîtres portugaises et ce sont les huîtres creuses japonaises qui furent introduites et qui sauvèrent l'ostréiculture du bassin.

Enfin, depuis 2000, l'huître triploïde fait son apparition. L'huître diploïde naturelle, qui possède deux jeux de chromosomes, devient laiteuse et grasse pendant la période de reproduction (mois sans "R") et peu appréciée. Les triploïdes (3 jeux de chromosomes), transmis par les parents en écloserie, deviennent stériles, à croissance rapide et consommables toute l'année (en aucun cas il s'agit d'OGM).

"J'ai la diarrhée, Docteur, depuis hier. Ce sont sans doute les huîtres que nous avons mangées !" La plupart du temps, il s'agit de gastro-entérites virales banales. Un simple traitement symptomatique : levures, réhydratation et même Coca-Cola suffisent. Si les huîtres avaient été en cause, il y aurait eu un très grand nombre de cas le même jour.

D'autant que, depuis quelques années, une surveillance très sévère des autorités sanitaires, avec l'analyse des huîtres et de l'eau de mer, permet en cas d'apparition de toxi-infections alimentaires en nombre significatif, de traquer d'éventuels norovirus ou de micros-algues Dinophysis et d'interdire temporairement la commercialisation et le ramassage des huîtres et coquillages... Cette micro-algue, présente presque toute l'année dans le golfe de Gascogne, particulièrement abondante au printemps, pénètre parfois dans le bassin, portée par les courants. Elle sécrète des toxines qui s'accumulent dans les mollusques sans leur faire de mal, mais causent chez les humains des troubles digestifs lorsque leur concentration dépasse une certaine valeur (seuil sanitaire déterminé à partir de données épidémiologiques). Ce fut le cas à plusieurs reprises, avec succès ; et nous pourrons donc continuer à savourer cette belle douzaine d'huîtres et son verre de vin blanc dans les jolies cabanes à huîtres du bassin.

Le problème est le même pour les autres coquillages. Sur le bassin, on pratique régulièrement la pêche à pied. Les coquillages les plus recherchés sont les palourdes, les coques, les moules, les couteaux, mais aussi les téllines ou lavanions. Ce sont des coquillages filtrants et ils peuvent donc concentrer dans leur chair jusqu'à 100 fois les bactéries et virus présents dans l'eau de mer, le plancton toxique, les composants chimiques. En théorie, on pourrait donc rencontrer des symptômes de gastro-entérite et même d'hépatite A, typhoïde... etc. Sans doute, due à l'amélioration de la qualité des eaux de mer et grâce à une surveillance sanitaire régulière, je n'ai pas souvenir d'épisodes digestifs graves liés à l'ingestion de coquillages (quelques allergies tout au plus). Cette surveillance est orchestrée par l'Ifremer, qui dispose sur le port d'Arcachon d'une station rattachée au centre de Nantes.

En fait, la dangerosité de l'huître, c'est qu'elle coupe. Si l'on marche ou si l'on saute du bateau sur des huîtres : danger ! Des coupures plus ou moins graves sont très fréquentes. Il ne faut pas oublier le couteau à huîtres, qui dérape et vient se planter dans la paume de la main parfois très profondément, souvent le 24 décembre ou le 31 décembre…

Les poissons

Il n'y a pas de poisson toxique sur le bassin. C'est vrai que depuis quelques années, est apparu dans les eaux du bassin le Baliste, poisson plus souvent rencontré sous les tropiques. Dans ces régions riches en récifs coralliens, ces poissons ingèrent des micro-algues toxiques, qui se concentrent dans leur chair. S'ils sont ingérés, ils provoquent alors un syndrome parfois très grave : la Ciguatera. Même si l'eau se réchauffe, il n'y a pas de récifs coralliens au banc d'Arguin ou à l'île aux oiseaux... jusqu'à ce jour !

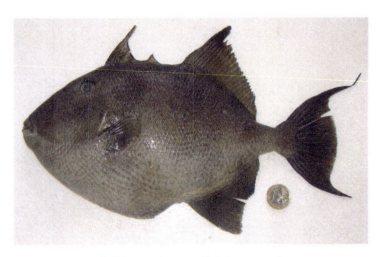

Balistes capriscus, ou "baliste commun"

D'autres poissons dangereux : la raie pastenague. Grande raie, munie d'un aiguillon venimeux au dos de la queue, dont la piqûre est très douloureuse, mais finalement très rare. La raie torpille, vivant dans les eaux sableuses et peu profondes, peut, si on lui marche dessus par mégarde, provoquer une décharge électrique (rare et peu grave).

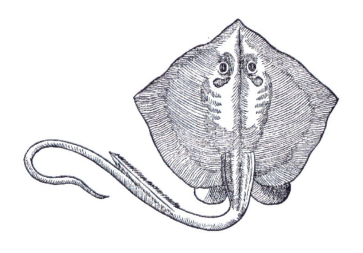

Dasyatis pastinaca, ou "raie pastenague"

En fait, en 38 ans, le seul poisson qui m'ait posé un problème, c'est le thon. Le thon, pêché au large du bassin d'Arcachon par des passionnés. C'était à la fin d'un ancien été, au début de ma carrière. La pêche, ce jour-là, avait été particulièrement bonne ; et sur le bateau, pas assez de glace pour conserver tout le poisson dans de bonnes conditions au cours de cette journée trop chaude... Les pêcheurs fiers de ce beau combat, offrirent des thons à bien des amis pylatais. Dès le lendemain, je reçus un grand nombre d'appels : "Docteur, nous avons des rougeurs au visage, mal à la tête, palpitations, nausées, diarrhées..." Toute la famille décrit la même chose. À l'interrogatoire, ils avaient tous mangé, une demi-heure avant, un peu de ce magnifique thon pêché la veille... Ils présentaient tous des signes d'une intoxication à l'histamine (histamine apparue dans la chair du thon conservé dans de mauvaises conditions de température). Un banal antihistaminique suffisait à améliorer les choses et je pouvais tous les rassurer. "Vous n'êtes pas allergiques aux poissons ! La consommation de ce même poisson conservé dans de bonnes conditions ne déclenchera aucune réaction...

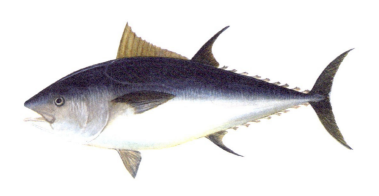

Thunnus thynnus, ou "thon rouge de l'Atlantique"

La piqûre de vive

La vive est un petit poisson de la famille des trachinidés, qui évolue sur les fonds sablonneux, particulièrement en été et à marée basse. Il est relativement fréquent sur le bassin. Il s'ensable et seule fait saillie sa nageoire dorsale venimeuse. Si on marche dessus, on se fait piquer : c'est la piqûre de vive ! Après une impression de "petits craquements", la douleur se majore rapidement et à l'examen on retrouve un ou deux petits points où peuvent poindre une goutte de sang.

Cette douleur peut s'étendre dans tout le membre (jambe ou bras, selon la zone touchée). Il est rare que les piqûres de vive arrivent jusqu'au cabinet médical. La plupart du temps, les secouristes de la plage, les autres baigneurs ou la pharmacienne permettent de rassurer le patient. Le venin étant thermolabile, l'idéal est de tremper son pied dans de l'eau chaude ou mieux encore, marcher sur le sable chaud de l'été...

Dans le pays, on dira que la douleur dure le "temps d'une marée", soit six heures. Cette affirmation pittoresque, provenant de l'observation des anciens, est très juste. Pour avoir été piqué à deux reprises, j'ai pu le constater moi-même.

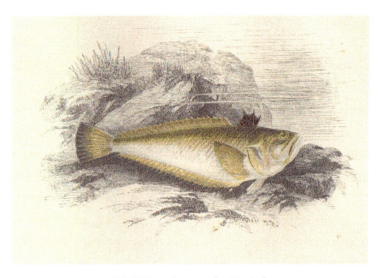

Echiichthys vipera, ou "petite vive"

On peut également prendre du paracétamol et en profiter pour vérifier son vaccin antitétanique. Il existe une vive beaucoup plus grande que l'on pêche en eau profonde, au-delà des passes et là, gare au pêcheur qui se fait piquer en enlevant le poisson de sa ligne. J'ai eu un patient, piqué au pouce, qui un mois après, avait toujours une inflammation et un œdème de sa main et ce, malgré antibiotiques, antihistaminiques, anti-inflammatoires etc.

"La vive"
Fables de Jean Anouilh, La Table Ronde, 1962
Amoureux du bassin d'Arcachon qu'il avait découvert enfant. Il y retourna adulte et construisit une villa au Cap-Ferret.

Un enfant criait sur la plage
Il se tordait sur le sol.
On accourut du voisinage
On l'emporta hurlant, au prochain parasol.
Son petit pied gonflait de seconde en seconde.
Ses cris fendaient le cœur à tout le monde.
C'était pitié de voir souffrir cet innocent.
Un médecin passant,
D'aventure,
S'approcha. (Il ne faisait pas sérieux tout nu.)
Se penchant sur le pauvre petit corps tordu :
– C'est une vive, il faut une voiture,
Dit-il, le pharmacien
Lui fera une piqûre.
Moi, maintenant, je ne puis rien.
Il ajouta : – Hélas ! Jusqu'à l'autre marée,
Le pauvre petit va souffrir beaucoup.
Prises de panique à ce coup
Les mères affolées groupèrent leur troupeau.
Si un monstre marin était sorti de l'eau
Il ne les eût pas étonnées.
– C'est trop injuste, disaient-elles ;
Juste à la fin de la journée !
– La sale bête qu'on ne voit même pas !

– Il jouait, Madame, à deux pas
Avec sa petite pelle.
Il faisait des petits pâtés, bien gentiment !
– Pourquoi, mon dieu, pourquoi faut-il donc toujours craindre,
Lorsque l'on a des enfants ?
– Il faut se plaindre,
Dit un vieillard, au Syndicat d'Initiative.
Ils demandent assez d'argent.
Ils doivent protéger les gens !
– Il faut bien que chacun vive,
Dit la vive
Qui avait piqué l'enfant.

Les méduses

Là aussi, pas de réel problème. Certains matins, on retrouve sur la plage à marée basse, de grosses méduses blanchâtres et gluantes.

"Les enfants, venez ici, ne touchez pas !" En fait, elles ne sont pas dangereuses. Il s'agit de méduses dites "pulmonaires". Il y en aurait de plus en plus en raison du réchauffement climatique et de la diminution du nombre de prédateurs.

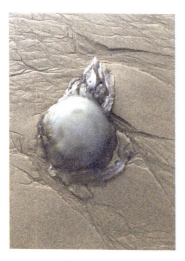 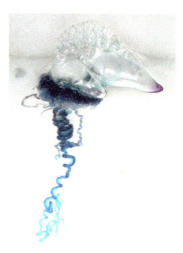

Rhizostoma pulmo, ou "méduse pulmonaire" (à gauche)
Physalia physalis, ou "physalie" (à droite)

Depuis 50 ans, à deux reprises, sont apparues en été, des invasions de Physalies qui ne sont pas réellement des méduses. Elles sont composées d'un flotteur surmonté d'une voile aux belles couleurs violettes, bleutées, d'où partent des tentacules, souvent très longs et translucides.

Le contact avec ces filaments peut provoquer de graves brûlures et même entraîner dans certains cas un collapsus cardiovasculaire. En cas de contact : localement, ne pas appliquer de chaleur, retirer doucement sans les écraser les filaments visibles avec une pince ou un gant, appliquer du sable sec et gratter doucement avec une carte de crédit, puis rincer à l'eau de mer sans frotter. Si des symptômes généraux, malaises, accélération du rythme cardiaque, oppression sévère, surviennent, il ne faut pas hésiter à prendre contact avec un médecin ou faire appel au 15.

Les hameçons

Une chute, un partenaire maladroit, une joie excessive au moment d'attraper le joli bar qui se débat et l'hameçon se retrouve planté dans un doigt, dans un bras, une cuisse...

La technique la plus classique, un peu impressionnante pour le pêcheur, est de continuer à traverser la chair jusqu'à ce que la pointe de l'hameçon et l'ardillon ressortent ❶. Il suffit alors, à l'aide d'une pince, de couper la branche de l'hameçon juste sous l'ardillon ❷ et de le retirer doucement ❸.

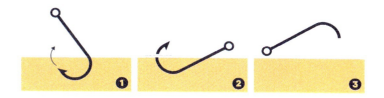

Désinfection, surveillance et contrôle du vaccin antitétanique sont impératifs. Dans la pratique, j'ai vu un jeune surfeur, qui pêchait à la traîne sur sa planche de surf juste derrière la ligne de déferlantes, se planter un volumineux hameçon à travers la combinaison au niveau de sa cuisse et arriver dans cette tenue dans la salle d'attente.

Problèmes d'oreilles

Chaleur, eau tiède, vagues, bains, surf, plongée... 1000 raisons de se trouver confronté à l'otite externe. L'eau, stagnante dans les conduits auditifs associée à la chaleur estivale, provoque un développement de germes créant inflammation et œdème. L'examen à l'otoscope est impossible, l'orifice auriculaire étant complètement obstrué et le moindre contact est hyperalgique. Il n'est pas rare que le patient se rende aux urgences la nuit tellement c'est douloureux. Les antibiotiques par voie orale sont inefficaces. Les germes rencontrés sont multirésistants. Un traitement local (gouttes d'antibiotiques type Ofloxacine donne de bons résultats...). Mais ce qui est le plus efficace, ce sont les gouttes d'alcool boriqué. En traitement, mais aussi en prévention... Surfeurs, plongeurs sous-marins, peuvent mettre quelques gouttes dans chaque oreille le soir, après la douche et éviter ainsi des nuits douloureuses...

Un autre problème récurrent, c'est le bouchon de cérumen. Le cérumen, sécrété dans les conduits auditifs externes, a un rôle de protection (barrière chimique, mécanique). Les baignades répétées de l'été peuvent favoriser son augmentation de volume et créer le fameux bouchon de cérumen si inconfortable (baisse de l'audition et même troubles de l'équilibre).

Certaines personnes sont plus sujettes que d'autres à ces bouchons (présence de poils, anatomie du conduit auditif, glande cérumineuse plus productive).

L'été, c'est plusieurs fois par semaine que j'étais amené à faire des lavages d'oreilles. En effet, le coton-tige est à proscrire (il ne fait que repousser le bouchon). L'idéal est de mettre les trois soirs précédant la consultation, quelques gouttes de Cerulyse. On peut alors effectuer un lavage d'oreilles à l'énema. Cette poire à lavement avec deux canules, permet d'envoyer de l'eau tiède dans l'oreille du patient assis, tenant lui-même un "haricot" permettant de récupérer le "produit" du lavage. Sous l'œil ébahi du patient, on découvre parfois des colimaçons de plusieurs centimètres... "Oh mon Dieu, quelle horreur !" Le soulagement est immédiat et dans cette vie de médecin, cet acte un peu moyenâgeux a toujours été très "valorisant". Bien des fois le patient, tellement soulagé, souhaitait me payer bien plus que le prix de la consultation en remerciement pour cette intervention au résultat immédiat. Comme l'être humain est surprenant parfois... !

Je me souviens encore de ce jeune patient allemand, en vacances dans un camping pylatais, essayant de m'expliquer dans un anglais approximatif qu'il avait un problème dans son oreille droite. Il paraissait inquiet, irritable... À l'examen, l'orifice externe était obstrué et il était bien difficile de savoir par quoi. Le jeune Allemand semblait de plus en plus gêné, essayant de m'expliquer que quelque chose bougeait dans son oreille... À l'aide d'une pince, je réussis à retirer un petit papillon de nuit, vivant, dont les pattes antérieures tambourinaient sur le tympan de notre jeune vacancier. Dans un mélange d'allemand, d'anglais et de français, il me remercia tellement et je crus comprendre que je lui avais sauvé la vie...

"L'Arcachonite"

Dans les années 90, chaque été, je voyais arriver à la consultation des familles entières qui se grattaient. Il existait des lésions sur les bras, les avant-bras, les cuisses, le ventre... À l'examen : des signes de grattage, des papules, des rougeurs...

À l'interrogatoire, ils passaient tous leurs vacances, soit dans les campings, soit dans des villas aux jardins naturels (sable, forêt). Je traitais symptomatiquement avec peu de succès...

J'avais donc demandé conseil au Docteur Bernard Babin, grand dermatologue à La Teste que j'estimais beaucoup. Grand par la taille, mais aussi grand comme médecin et pour ses qualités humaines. "Monsieur de Lanlay, ce que vous me décrivez, c'est "l'Arcachonite", urticaire estival provoqué sans doute par les poils des chenilles processionnaires qu'elles ont essaimés dans le sable au printemps lors de leur migration. Tout cela guérira quand ils repartiront..."

Ce que je ne pouvais pas leur dire, bien sûr. Depuis une vingtaine d'années, je vois moins cette "Arcachonite", comme on voit beaucoup moins d'ailleurs de chenilles processionnaires, tellement urticariantes.

Gabriele d'Annunzio décrivait les chenilles processionnaires et leur urticaire géant :

"Au milieu de la route blanche, une file interminable de chenilles, descendues d'on ne sait d'où, s'acheminait vers l'éternité par la constriction molle et affreuse de ces myriades d'anneaux. Un de leur nid duveteux, à l'extrémité d'un rameau, avait l'air d'une main malade enveloppée de charpie. Par dégoût, me détournant, je vis au-delà d'une palissade, un enfant qui riait de ses yeux de pourceau, enfoncés dans une face énorme et luisante, prête à éclater, comme si par un trou fait à sa nuque quelqu'un n'eût cessé de le bourrer de saindoux et de viande pilée."

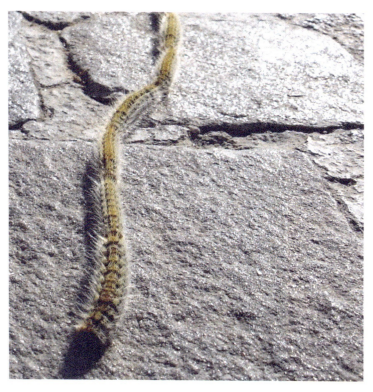
Thaumetopoea pityocampa, ou "processionnaire du pin"

L'angine de l'Ermitage

Après le 15 août, je voyais chaque jour débarquer à la consultation des jeunes, de 18 à 20 ans, présentant des signes typiques d'angine fébrile, bactérienne ou virale... À l'interrogatoire, ils étaient tous adeptes des soirées à l'Ermitage.

L'Ermitage, cette institution pylataise, boîte de nuit renommée, qui a vu passer tant de générations, tant de pères attendant en pyjama dans leur voiture garée devant la poste à trois heures du matin leur fille, pour être sûr qu'elle rentre en sécurité à la maison... Ces jeunes, qui sortent en sueurs, alors que les nuits deviennent plus fraîches et plus humides, "attrapent mal". Je l'ai vécu comme médecin mais aussi comme papa. Je revois une jeune amie de ma fille, monter dans la voiture à l'avant et me fixant d'un regard un peu vitreux et dont l'haleine était plus que douteuse me dire : "Quoi de neuf docteur ?". Je savais, quand pointait "l'angine de l'Ermitage", que la fin de l'été était proche.

Il y avait aussi ce jeune homme, venu à la consultation, très inquiet : "Il ne sentait plus son bras droit et avait beaucoup de mal à relever sa main...". Il m'avoue avoir passé la nuit, endormi à plat ventre, la tête appuyée lourdement sur son bras droit... sur le rond-point du Figuier, à la sortie de l'Ermitage après une soirée bien arrosée. En fait, cette position prolongée a comprimé son nerf radial, provoquant cette paralysie transitoire... On appelle cela chez les Anglais la paralysie du "samedi soir" (Saturday night paralysis).

J'ai une tendresse particulière pour "l'Ermitage" qui avait été un de nos sponsors, dans les années 90, quand nous avions participé avec des amis à la "Descente infernale" aux Arcs, le dernier week-end de juin. Par équipe de cinq, nous enchaînions un slalom géant depuis le sommet du glacier de l'Aiguille Rouge, puis une descente en VTT jusqu'à Arcs 1600 et enfin descente intégrale de l'Isère en raft. Nous avions remporté l'épreuve en amateurs devant des équipes montagnardes et porté haut les couleurs de l'Ermitage de Pyla-sur-Mer.

Les champignons

De très nombreux champignons poussent à l'automne dans les forêts girondines et landaises.

Le cèpe de Bordeaux (Boletus edulis) est le plus recherché et préparé de mille façons. Il est même parfois dégusté cru quand il est tout jeune et bien ferme.

La girolle (chanterelle commune) est aussi très fréquente et appréciée. Elle grandit toujours aux mêmes endroits, ce qui fait que leurs lieux de pousse constituent souvent un secret jalousement gardé.

La girolle trompette ou chanterelle en tube, se trouve en grand nombre dans les sous-bois de la forêt dunaire (La Salie, Le Petit Nice etc.). Elle apparaît un peu plus tard (novembre) et se cueille jusqu'aux premières gelées.

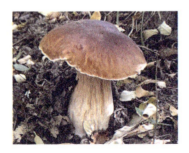 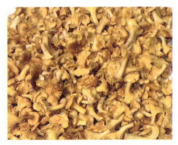

Boletus edulis, ou "cèpe de Bordeaux" (à gauche)
Cantharellus cibarius), ou chanterelle commune (à droite)

La coulemelle (lepiote élevée) est également cueillie et appréciée, surtout jeune, avant que son chapeau ne s'ouvre en ombrelle. Mais attention, c'est là que l'on peut la confondre avec d'autres champignons non comestibles présentant un anneau sur leur tige également (amanite).

Le bidaou (tricholoma equestre) a longtemps été considéré comme comestible, mais il semblerait qu'une réunion de plusieurs facteurs, dont la répétition successive et rapprochée d'ingestion, ait provoqué des intoxications mortelles ; ce qui lui a valu d'être classé non comestible. Pourtant, beaucoup de locaux continuent à l'apprécier à petites doses.

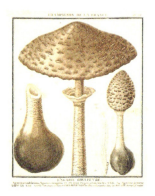 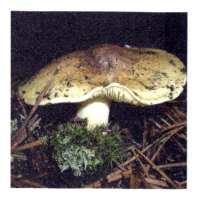

Macrolepiota procera, ou coulemelle (à gauche)
Tricholoma equestre, ou bidaou (à droite)

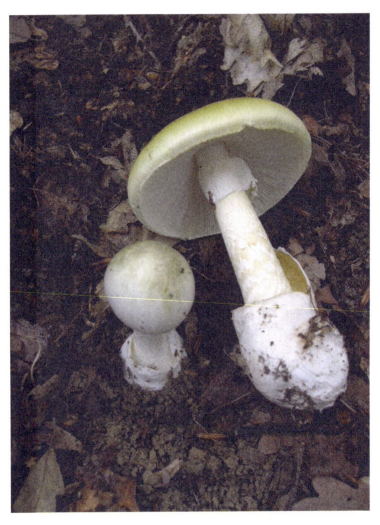

Amanita phalloides, ou amanite phalloïde

L'amanite phalloïde (oronge verte, calice de la mort) est responsable de la plupart des accidents mortels. Un seul champignon suffit pour provoquer une intoxication grave.

Une de mes patientes a malheureusement connu cette dramatique aventure. Il y a plus de 25 ans, un voisin en toute bonne foi lui avait offert des champignons qu'il avait ramassés dans la forêt de l'Eden au Pyla ; et parmi cette cueillette, il y avait une amanite phalloïde. Après un épisode de gastro-entérite (vomissements, diarrhées intenses) suivi d'une phase de rémission apparente, une atteinte hépatique sévère s'installa, justifiant son hospitalisation. Elle a alors bénéficié d'une greffe hépatique puis, 20 ans plus tard, d'une greffe rénale. Elle s'est éteinte récemment... plus de 25 ans après l'ingestion du "death cap" (nom anglais de l'amanite phalloïde). Donc, au moindre doute, montrez votre cueillette à nos pharmaciennes compétentes.

Le paludisme

Avant leur assainissement (grâce à la plantation massive de pins maritimes, à l'initiative de différents captaux de Buch puis de Brémontier sous le deuxième empire), les Landes étaient recouvertes de marécages et le paludisme endémique y régnait. Les derniers cas de paludisme autochtones ont été recensés vers 1950.

Pourtant, surtout au début de ma carrière, j'ai été confronté à plusieurs cas de paludisme importé. Il s'agissait de patients vivant à l'année, professionnellement, en Afrique et séjournant l'été au Pyla.

Comme beaucoup de résidents au long cours en Afrique, ces personnes ne prenaient pas de traitement préventif, comme nous le prendrions nous, si nous partions en vacances vers ces régions impaludées. Il leur arrivait donc parfois de déclencher un "palu" pendant leur séjour. Certaines formes de paludisme, plus graves, à la symptomatologie atypique, risquaient de provoquer des erreurs d'orientation diagnostique. Mais très vite, l'antécédent de séjour en zone impaludée, l'association de signes cliniques non spécifiques (fièvre, douleurs abdominales, céphalées) déclenchaient chez moi la demande d'un bilan biologique.

Même si la recherche directe du parasite était négative, une chute anormale de plaquettes, des signes d'inflammation, une baisse de globules blancs (qui normalement augmentent dans les infections bactériennes) m'incitaient à faire hospitaliser le patient. Cela a permis de traiter à temps des accès graves de paludisme importé.

Ce fut le cas pour une petite fille, vivant habituellement au Nigeria, d'abord suspectée d'appendicite par le médecin de garde et finalement traitée dans le service de médecine interne à Bordeaux, pour un paludisme à falciparum, à la satisfaction de sa maman médecin, qui depuis Lagos était elle aussi convaincue qu'il ne s'agissait pas d'une crise d'appendicite.

Le canon du Moulleau

Nous connaissons tous le "canon du Moulleau". Actuellement sur le parvis, devant les restaurants face au bassin, à côté de la jetée du Moulleau. Durant le XVIIIe puis au XIXe siècle, plusieurs batteries (Cap-Ferret, le Moulleau, Bernet, Pyla) seront érigées pour protéger l'entrée du bassin contre des incursions anglaises ou de corsaires. La géographie du trait de côte a tellement changé en trois siècles qu'il est encore difficile d'imaginer leur localisation exacte. Le canon du Moulleau, vestige de ce passé, fut retrouvé en 1899 lors de la construction du Grand Hôtel (un autre se trouve au lieu-dit Le Canon, en face, sur la presqu'île du Cap-Ferret).

Depuis, génération après génération, on pose en famille, sur et à côté du canon. Régulièrement aussi, alors que les parents dégustent au soleil couchant "l'aile de raie de la famille Etchart", ou une des excellentes "pizzas du Royal" (remplacé récemment par les "Gamins de la plage"), les enfants n'ont de cesse que d'escalader ladite "pièce en bronze". Et chaque été, "bobos" et même parfois "fractures", enrichissent le joli capital des souvenirs de vacances...

Extraits de "mémoires d'une petite fille", recueil de souvenirs personnels de la famille de ma femme, dans les années 1900 :

"Après le déjeuner, nous allions sur la plage où se trouvait juste devant la terrasse de l'hôtel le fameux canon, si connu des habitués du Moulleau. On prétend que c'est un canon anglais qui avait dû être coulé à l'entrée des passes du Cap-Ferret. On pouvait se livrer à toutes sortes de jeux avec ce canon, on le chevauchait comme un coursier, on grimpait sur l'affût pour sauter le plus loin possible. Il y avait de véritables compétitions qui n'allaient pas sans dispute. Dans la bouche du canon, nous mettions notre goûter à l'abri du soleil et quand nous avions bien couru et gambadé dans le sable, c'est à l'ombre du canon que nous nous laissions choir hors d'haleine, pour nous livrer à quelques jeux plus tranquilles. Il y en eut un qui connut pendant un temps une grande vogue : le plante couteau."

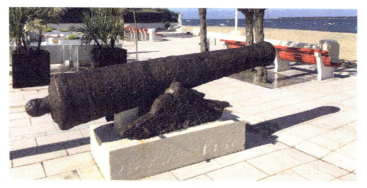

Le canon du Moulleau

Coliques néphrétiques

J'ai constaté que chaque début d'été, le nombre de "coliques néphrétiques" augmentait.

Trois heures du matin, je suis appelé pour un patient qui se plaint de douleurs dans le dos et le ventre du côté gauche. En arrivant, le patient n'est pas dans son lit et déambule, en sueurs, sans jamais s'arrêter, anxieux, nauséeux et en se tenant le dos d'une main. La douleur est apparue brutalement il y a une heure. Aucune position antalgique. Il geint... Ces signes cliniques suffisent pour évoquer la colique néphrétique : calcul rénal qui obstrue le trajet rein – vessie, avec de ce fait une augmentation de pression dans un canal inextensible et provoquant des douleurs violentes (plus intenses que l'accouchement, disent les messieurs).

Pendant nos études, nous disions : colique néphrétique : frénétique. Alors que la colique hépatique (calculs dans les voies biliaires) est dite pathétique (le patient est dans son lit, dans le noir, plié en deux, immobile...). Il s'agissait souvent de chefs de famille qui rejoignaient femmes et enfants. Chaleur de l'été, diminution de l'hydratation, vibrations de la voiture ou du train... Tous ces facteurs favorisant la "migration" et le blocage d'un calcul dans l'uretère.

Médecin du cirque

Chaque été, Pinder faisait escale sur le bassin. Monsieur Edelstein en était le directeur et possédait d'ailleurs un appartement à Arcachon. À chaque représentation, la présence d'un médecin était nécessaire. Celui-ci avait "en échange" une place au premier rang pour lui et sa famille. C'est ainsi que, chaque fin août, nous assistions à une représentation. C'était pour eux ce moment magique du cirque et de l'enfance, alors que pour leur papa, c'était plutôt un moment d'inquiétude, surtout quand les trapézistes entraient sur la piste ou que le jeune dompteur donnait des ordres en allemand à ses tigres qui paraissaient parfois si peu obéissants et féroces. Ce fut aussi l'occasion pour moi, avant la séance, de venir consulter et découvrir la vie des artistes et des ouvriers du cirque, vivant dans les longs camions rouges et jaunes, séparés en une dizaine de minuscules cellules. Toutes les nationalités se côtoyaient. L'échange débutait toujours par "What is your problem ?", puis la suite était souvent bien plus difficile.

C'est aussi Pinder qui est à l'origine, pour mon fils Tanguy, de cette passion pour le son et les lumières. Les premiers reportages qu'il fera plus tard en tant que jeune journaliste seront sur le cirque. Encore maintenant, de petits camions rouges et jaunes trônent dans la chambre de son fils Gaston.

Les vélos

Avec l'extraordinaire développement des pistes cyclables autour du bassin, sans oublier qu'Arcachon constitue l'une des étapes de la « Velodyssée » (1300 km de vélo de Roscoff à Hendaye), le nombre de pratiquants a considérablement augmenté et, logiquement, le nombre d'accidents aussi. Du simple « bobo », jusqu'au polytraumatisme grave, chaque été, les médecins de ville et ceux du service des urgences de l'hôpital Jean Hameau sont confrontés à un nombre croissant d'accidents. Donc, prudence sur ces pistes de vacances. Le port du casque est vital.

L'un de mes patients qui a simplement glissé au niveau du « virage Rothschild », en plus d'une fracture grave du poignet, a eu un traumatisme crânien avec amnésie de plusieurs minutes, ce qui aurait été évité avec le port d'un casque.

Ce jeune patient, assis à l'arrière sur le porte-bagage du vélo de son papa, s'est endormi et son pied s'est bloqué dans les rayons, entraînant des lésions sévères de sa cheville.

Parmi les lésions les plus fréquentes : de la simple contusion banale sans conséquence, en passant par des hématomes, ce sont les fractures osseuses qui sont les plus fréquentes. En tête de liste : la fracture de la clavicule qui survient lorsque le cycliste tombe sur son épaule, puis par ordre de fréquence, fracture des os de l'avant-bras, du poignet, des doigts, des rotules, des os de jambe, etc. Enfin, l'absence de casque peut avoir pour conséquence un traumatisme crânien, dont l'éventail de gravité va du trauma léger jusqu'aux hématomes intracérébraux, œdème, ischémie, etc. La sensation de liberté, la conviction de sauver la planète, font que souvent les règles de prudence et du code de la route sont oubliées.

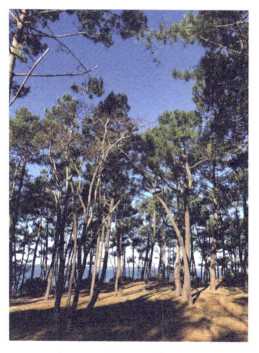

"Entre Arcachon et le Moulleau"

La tendinite du "glacier"

Nous avons tous connu le plaisir d'aller déguster en famille une glace au Moulleau, soit aux "Délices glacés", soit au "Cornet d'amour". À plusieurs reprises, en début de saison, j'ai reçu à la consultation de jeunes saisonniers travaillant depuis quelques jours chez mes glaciers préférés et amis. Ils présentaient tous des douleurs inflammatoires de la face externe du poignet. Il s'agissait d'une tendinite (tendinite de De Quervain), provoquée par le mouvement répétitif de la pince à boules de glace. L'immobilisation par une attelle, la prise d'anti-inflammatoires par voie orale et locale permettait la plupart du temps à ces jeunes étudiants de finir la saison. Dans de très rares cas, une infiltration sous échographie était nécessaire.

COVID-19 : DE LA SIDÉRATION À LA VACCINATION

Pour lutter contre une pneumonie planétaire, les gouvernements allaient bientôt assigner les sociétés à résidence. "Se lever et se casser" ne serait plus si simple. Un jour, en France, on serait sommé d'exhiber une autorisation par soi-même remplie pour aller cueillir des violettes sur le talus d'en face.

Sylvain Tesson - Blanc - 2022

Mars 2020 : semaine du 9 mars. Nous étions dans les Alpes et chaque soir nous regardions avec intérêt et interrogation les interventions de Jérôme Salomon (Directeur général de la santé) et de Monsieur Olivier Véran (Ministre de la santé). Ils faisaient chaque jour le point sur une épidémie de pneumonie virale d'origine inconnue, dont l'existence avait été annoncée publiquement par les autorités sanitaires de Wuhan et de Pékin, ainsi que par l'OMS (Organisation mondiale de la santé), le 31 décembre 2019. Nous sommes rentrés au Pyla le 14 mars. Le 17 mars, la France entière était confinée à partir de midi. Le confinement, prévu pour 15 jours, prendra fin le 11 mai.

SIDÉRATION face à cette situation complètement inattendue, inconnue et planétaire. À ce moment précis, nous ne savions rien concernant cette maladie aux formes si diverses et à la gravité tellement variable d'un patient à l'autre... Pas de traitement efficace malgré quelques propositions de certains chefs de service. La prescription d'anti-inflammatoires et de cortisone était une contre-indication et pourtant, elle deviendra plus tard l'un des traitements, confirmant notre ignorance.

Les autorités et le corps médical faisaient ce qu'ils pouvaient. Les masques étaient obligatoires, mais encore fallait-il en avoir... Très gentiment, des patients travaillant dans un chantier naval m'avaient apporté quelques masques protecteurs de peinture. D'autres, possédant pour leur traitement spécifique du Plaquenil, m'avaient proposé de m'en donner pour mon utilisation personnelle éventuelle. (Un traitement par hydroxychloroquine avait alors été évoqué sans faire ses preuves par la suite et sa délivrance en pharmacie était devenue interdite).

Confinement, sidération là aussi ! Je trouve que l'on a vite oublié ces contraintes de périmètre kilométrique, d'horaires de sortie, de laissez-passer à remplir chaque jour et de contrôles dans la rue.

Les propriétaires de chiens étaient enviés, car ils avaient le droit de sortir plus souvent… Dès le confinement annoncé, les propriétaires de villas secondaires sont arrivés avec enfants et bagages. Nous aurions fait la même chose, bien évidemment, dans cette situation. Le confinement, le télétravail et les enfants dans les appartements ne font pas forcément bon ménage. Mais le problème était qu'en mars 2020, le temps était magnifique et le 19 mars, un monde fou déambulait sur la plage. C'étaient les vacances. Il avait fallu en interdire l'accès rapidement.

Du jour au lendemain, presque plus de patients à la consultation. Certains d'entre eux n'osaient pas entrer dans la salle d'attente. Je m'inquiétais pour ceux, atteints de pathologies chroniques graves, dont je n'avais plus de nouvelles. À l'hôpital, un grand nombre d'interventions étaient reportées et dans les EHPAD, les visites étaient interdites, laissant nos aînés dans une solitude délétère et dans l'incompréhension. Nous portions tous des masques en permanence. Au cabinet, j'étais équipé d'une blouse changée tous les jours, de gants, d'une charlotte, les sièges étant nettoyés après chaque patient. Je suis sûr d'avoir croisé des patients dont je ne connaîtrai jamais le visage et réciproquement. Curieuse impression que ces masques, qui ne permettaient de saisir que le regard, les yeux et leurs expressions. À chaque fois que je demandais de le retirer doucement afin d'examiner la gorge, je découvrais un visage que mon cerveau n'avait pas prévu.

Ce type de protection était d'une incontestable efficacité. Pendant trois ans, le port du masque à la consultation m'a évité toute contamination, malgré parfois des contacts directs avec des patients positifs non masqués. (En mars 2022, alors que les contraintes du port de cette protection ont diminué, quelques jours de vacances en montagne (téléphérique, restaurant…), nous étions six et nous l'avons tous attrapé !)

Puis, ce fut chaque jour l'annonce du nombre de nouveaux cas, du nombre de décès et des premiers décès de confrères. (26 médecins généralistes en activité sont décédés.) Comme nous ne savions rien, nous hospitalisions les premiers cas avec l'aide d'ambulanciers équipés comme des martiens après l'appel au 15. Le soir, quand je rentrais chez moi, je passais par un véritable sas de décontamination. Il fallait laver les fruits et légumes, faire ses courses avec des gants... C'était l'inconnu, la peur... Nous en souvenons-nous encore ?

Nouveau confinement du 30 octobre au 15 décembre... Le 24 décembre, la Haute Autorité de Santé (HAS) autorise le vaccin ARN Pfizer/BioNTech. J'ai une admiration immense pour ces grands scientifiques du monde entier, qui, en quelques mois, réussirent à mettre au point un tel vaccin. Il se révélera être la solution, comme la vaccination a sauvé le monde dès la fin du XIXe siècle...

Je croise très régulièrement un ancien confrère, qui marche chaque jour, encore et encore. Il essaie de se rééduquer sur le plan respiratoire. Il a été l'un des premiers confrères à attraper la Covid. Après un mois de réanimation et deux mois d'hospitalisation, il est sorti très affaibli et n'a jamais pu reprendre son activité.

"Quand je pense qu'il y a des gens qui sont contre le vaccin !" me dit-il régulièrement avec tristesse. Quelle curieuse démarche, chez des gens intelligents, de mettre en doute le travail de ces chercheurs et de faire circuler des informations tellement fausses et complotistes. La mise en place de cette vaccination sur le bassin d'Arcachon a démontré une merveilleuse entente entre médecins et infirmiers libéraux, l'hôpital et la clinique, les pharmacies et un grand nombre de bénévoles de tous horizons.

Les deux centres de vaccination, l'un à l'hôpital de La Teste, l'autre au "Tir au Vol" d'Arcachon, ont merveilleusement fonctionné grâce au dévouement des uns et des autres. À Arcachon, sous la direction bienveillante et tellement efficace du Docteur Philippe Veau, les patients pouvaient profiter pendant les 15 minutes post-injection de la superbe vue depuis la salle du Tir au Vol, lieu incontournable des mariages et des fêtes.

Ironie du sort, Tanguy, mon fils, a dû décaler à deux reprises son mariage et c'est Manon, sa sœur, qui est venue en tant qu'interne en médecine pour vacciner.

Au moment où j'écris ces quelques mots, il semble que nous sortions enfin de cette pandémie de trois ans environ, comme la majorité des grandes épidémies historiques. Et une fois encore, je trouve que l'on oublie bien vite…

ATTESTATION DE DÉPLACEMENT DÉROGATOIRE

En application de l'article 3 du décret du 23 mars 2020 prescrivant les mesures générales nécessaires pour faire face à l'épidémie de Covid19 dans le cadre de l'état d'urgence sanitaire

Je soussigné(e),

Mme/M. :

Né(e) le :

À :

Demeurant :

certifie que mon déplacement est lié au motif suivant (cocher la case) autorisé par l'article 3 du décret du 23 mars 2020 prescrivant les mesures générales nécessaires pour faire face à l'épidémie de Covid19 dans le cadre de l'état d'urgence sanitaire[1] :

☐ Déplacements entre le domicile et le lieu d'exercice de l'activité professionnelle, lorsqu'ils sont indispensables à l'exercice d'activités ne pouvant être organisées sous forme de télétravail ou déplacements professionnels ne pouvant être différés[2].

☐ Déplacements pour effectuer des achats de fournitures nécessaires à l'activité professionnelle et des achats de première nécessité[3] dans des établissements dont les activités demeurent autorisées (liste sur gouvernement.fr).

☐ Consultations et soins ne pouvant être assurés à distance et ne pouvant être différés ; consultations et soins des patients atteints d'une affection de longue durée.

☐ Déplacements pour motif familial impérieux, pour l'assistance aux personnes vulnérables ou la garde d'enfants.

☐ Déplacements brefs, dans la limite d'une heure quotidienne et dans un rayon maximal d'un kilomètre autour du domicile, liés soit à l'activité physique individuelle des personnes, à l'exclusion de toute pratique sportive collective et de toute proximité avec d'autres personnes, soit à la promenade avec les seules personnes regroupées dans un même domicile, soit aux besoins des animaux de compagnie.

☐ Convocation judiciaire ou administrative.

☐ Participation à des missions d'intérêt général sur demande de l'autorité administrative.

Fait à :

Le :   à   h
(Date et heure de début de sortie à mentionner obligatoirement)

Signature :

---

[1] Les personnes souhaitant bénéficier de l'une de ces exceptions doivent se munir s'il y a lieu, lors de leurs déplacements hors de leur domicile, d'un document leur permettant de justifier que le déplacement considéré entre dans le champ de l'une de ces exceptions.
[2] A utiliser par les travailleurs non-salariés, lorsqu'ils ne peuvent disposer d'un justificatif de déplacement établi par leur employeur.
[3] Y compris les acquisitions à titre gratuit (distribution de denrées alimentaires...) et les déplacements liés à la perception de prestations sociales et au retrait d'espèces.

H COMME...

Hippocrate

Lorsqu'ils terminent leurs études, les jeunes médecins prêtent serment avant de commencer à exercer. Dans le cadre imposant des locaux de l'Ordre des médecins à Bordeaux, nous prêtons serment, main droite levée, à haute voix, tous ensemble, ou encore au moment de la soutenance de thèse. Cet instant de solennité, de tradition, constitue aussi un rite de passage.

Hippocrate, personnage historique du Ve siècle avant Jésus-Christ, a enseigné et pratiqué la médecine. Il a été le premier à évoquer une approche du patient sous le signe du rationalisme et de l'observation, en éliminant toute considération religieuse ou magique. Bien que la pratique médicale moderne soit régie par des lois, un code de déontologie et d'éthique, le texte actuel (qui s'inspire du texte d'origine) nous rappelle dans un cadre solennel nos obligations légales et morales. En quelques phrases, il évoque les obligations du secret médical, du respect du patient, de l'humilité, de l'entretien et du perfectionnement des connaissances.

Il nous rappelle qu'il faudra tout faire pour soulager les "souffrances", qu'il ne faut pas "prolonger abusivement les agonies", mais qu'il ne faut pas "provoquer la mort délibérément". Tout le problème est là. Ne pas prolonger abusivement les agonies, mais ne pas provoquer la mort délibérément. Faut-il donc légiférer ?

Avril 2023 : la convention citoyenne sur la fin de vie vient d'adopter un rapport qui fait notamment état d'une proposition en faveur d'une ouverture de l'euthanasie et du suicide assisté. Le développement des soins palliatifs et le traitement de la douleur semblent être les deux secteurs à développer encore. En 39 ans, aucun patient ne m'a demandé délibérément de mettre fin à ses jours, mais en revanche, devant un malade agonisant et dont l'esprit, la conscience, sont déjà si loin, la mise en place de protocoles antalgiques et sédatifs le soulageront mais aussi indirectement lui permettront de s'éteindre plus rapidement. L'hôpital d'Arcachon met à notre disposition une équipe mobile de soins palliatifs, qui vient à domicile afin de nous épauler dans ces situations précises. Il existe également les "directives anticipées", utilisées seulement par 13 % des patients, qui sont un moyen d'officialiser ses souhaits de non acharnement thérapeutique en fin de vie. Un formulaire téléchargeable est disponible sur le site du ministère de la santé. Espérons qu'un jour, nous pourrons dire le plus souvent possible "heureusement, il n'a pas souffert".

Je pense donc que le bon sens, l'expérience, l'humanité permettent, même si cela est difficile, de gérer au cas par cas ces situations de fin de vie avec son âme et son cœur.

Le serment d'Hippocrate

Au moment d'être admis(e) à exercer la médecine, je promets et je jure d'être fidèle aux lois de l'honneur et de la probité.

Mon premier souci sera de rétablir, de préserver ou de promouvoir la santé dans tous ses éléments, physiques et mentaux, individuels et sociaux.

Je respecterai toutes les personnes, leur autonomie et leur volonté, sans aucune discrimination selon leur état ou leurs convictions. J'interviendrai pour les protéger si elles sont affaiblies, vulnérables ou menacées dans leur intégrité ou leur dignité. Même sous la contrainte, je ne ferai pas usage de mes connaissances contre les lois de l'humanité.

J'informerai les patients des décisions envisagées, de leurs raisons et de leurs conséquences. Je ne tromperai jamais leur confiance et n'exploiterai pas le pouvoir hérité des circonstances pour forcer les consciences.

Je donnerai mes soins à l'indigent et à quiconque me les demandera. Je ne me laisserai pas influencer par la soif du gain ou la recherche de la gloire.

Admis(e) dans l'intimité des personnes, je tairai les secrets qui me seront confiés. Reçu(e) à l'intérieur des maisons, je respecterai les secrets des foyers et ma conduite ne servira pas à corrompre les mœurs.

Je ferai tout pour soulager les souffrances. Je ne prolongerai pas abusivement les agonies. Je ne provoquerai jamais la mort délibérément.

Je préserverai l'indépendance nécessaire à l'accomplissement de ma mission. Je n'entreprendrai rien qui dépasse mes compétences. Je les entretiendrai et les perfectionnerai pour assurer au mieux les services qui me seront demandés.

J'apporterai mon aide à mes confrères ainsi qu'à leurs familles dans l'adversité.

Que les hommes et mes confrères m'accordent leur estime si je suis fidèle à mes promesses ; que je sois déshonoré(e) et méprisé(e) si j'y manque.

Hôpital

L'hôpital, tellement utile, indispensable, vital et pourtant parfois tellement décrié.

L'hôpital, c'est d'abord le passage obligé pour tous les futurs médecins : premières gardes de nuit, premières angoisses, premières prescriptions ; des années d'apprentissage. Le hasard des affectations, les rencontres enthousiasmantes avec certains chefs de service, peuvent décider d'une carrière, d'une vocation. À chaque stage ; nouvelles habitudes, nouveau stress et dès qu'une certaine routine s'installe, changement de service ou d'hôpital, générant une remise en question et du stress, mais aussi le bonheur d'apprendre encore et encore....

Sur le bassin d'Arcachon, l'hôpital et la clinique ont été tellement précieux pour nous, les "médecins de ville". Proximité et disponibilité et ce malgré l'énorme augmentation de la population en période de vacances. Dans notre société, le patient a de plus en plus besoin d'explications, d'accompagnement, ce qui n'est pas facile pour ces équipes hospitalières, débordées, happées par les écrans d'ordinateur, parfois épuisées.... C'est donc encore vers le médecin traitant que l'on s'adresse pour essayer d'intervenir, d'obtenir des informations et espoir suprême d'espérer sa visite dans le service. C'est pour cela que je pense qu'il devrait exister dans chaque service un "médecin de liaison" (au même titre que l'officier de liaison dans l'armée), dont le rôle serait uniquement l'information, l'explication de la démarche diagnostique en cours auprès des patients et des familles. Cela diminuerait certaines incompréhensions et même parfois certains conflits. Merci donc à tous ces confrères et consœurs qui m'ont accompagné toutes ces années. J'ai même eu des patients parisiens qui "descendaient" exprès sur le bassin pour leur suivi médical.

D'ailleurs, un de mes patients étrangers qui avait fort bien été pris en charge sur le bassin, venu me saluer avant son départ, me dit avec un accent certain : "Les Français sont au paradis mais ils ne le savent pas !"

L'évolution de la médecine en 38 ans est impressionnante et justifierait à elle seule un ouvrage.

Sur le plan organisation, j'ai déjà oublié l'époque où, pendant mes visites à domicile, je m'arrêtais dans les cabines téléphoniques pour interroger le secrétariat, oublié aussi le Minitel, les dossiers papier, les feuilles de sécurité sociale, au "bénéfice" de l'ordinateur, de la carte vitale....

Les progrès médicaux sont immenses et nous pourrions citer 1000 bénéfices réalisés. Les stents coronaires ont remplacé la plupart des pontages agressifs dont les suites imposaient trois semaines de rééducation dans des centres spécialisés. Aujourd'hui, on sort le jour même ou le lendemain.

Même chose pour beaucoup de chirurgies qui sont devenues ambulatoires avec une sortie très rapide évitant ainsi le risque d'infections nosocomiales.

Les progrès des robots chirurgicaux, de la radiothérapie de plus en plus ciblée, des protocoles de chimiothérapie et la découverte de l'immunothérapie doivent nous réjouir aux vues des résultats obtenus.

Enfin, l'intelligence artificielle, l'imagerie de plus en plus performante, permettent par l'analyse de multitudes d'images et de données d'obtenir des diagnostics de plus en plus rapides et précis. (Exemple : trouver le cancer primitif, invisible, au stade de métastase et ainsi mettre en place un traitement adapté.)

Pendant toutes ces années, j'ai constaté, sans réelle valeur statistique, que l'on voyait de moins en moins de jeunes patients atteints de "crises d'appendicite" (amélioration des diagnostics différentiels, progrès de l'échographie).

Même constatation pour les "végétations et les amygdales" dont l'ablation était quasi systématique pour des générations d'écoliers.

Dans les années 80, j'ai eu à gérer un premier cas de glioblastome (tumeur maligne du cerveau nécessitant une prise en charge multiple : chirurgie, chimiothérapie, radiothérapie). Son pronostic reste encore à ce jour réservé. Lors de ce premier cas, j'étais en relation avec le professeur Guy Kantor, de l'institut Bergonié à Bordeaux (cancérologue renommé aux qualités humaines exceptionnelles). Il m'a déclaré : "Vous êtes généraliste, vous aurez un ou deux cas dans votre carrière". En fait, il y en aura eu une dizaine... dont 4 dans la même rue !

Plus tard, peut-être pourrons-nous interpréter toutes ces constatations ? Ce même professeur disait : "Il faut être détaché pour garder une lucidité devant des situations graves, mais comment éviter aussi ces refus et fuites devant des situations trop exposées et usantes, sources d'épuisement ?"

J'ai été également frappé par l'augmentation du nombre de cas de maladies d'Alzheimer. À chaque fois, je m'interroge sur le fonctionnement de ces 1,5 kilo de cellules grises et blanches, sièges de notre identité. Lorsqu'il ne reste plus que "quelques nuages" dans cette boîte crânienne et que même les visages des gens tellement aimés n'évoquent plus rien, que le regard fuit vers l'horizon, je pensais alors que la vie, déjà s'échappait. Pourtant, parfois j'ai pu constater de petits "éclairs", de petites étincelles, comme lorsque des braises, juste avant de s'éteindre, redonnent une dernière flamme si précieuse.

Je venais de lire "Annapurna, premier 8000" de Maurice Herzog (ascension de 1950). Je rendais visite à ce monsieur et je compris très vite, de par son nom, qu'il avait été l'un des membres de l'expédition française. Sa maladie était déjà avancée, mais quand j'ai prononcé le mot "Annapurna", son regard a immédiatement changé, quelques secondes seulement, mais j'étais sûr qu'il regardait là-haut, vers le sommet si blanc... Petite flamme des souvenirs, petite flamme avant de mourir.

Dans cette maison de retraite, je croisais souvent une ancienne voisine de ma mère qui m'avait connu adolescent et étudiant. Ce n'était pas une de mes patientes, mais je savais qu'elle était atteinte d'Alzheimer et que, depuis plusieurs mois, elle était mutique. Pas un mot à personne... En quittant le hall d'entrée, où, comme souvent, les pensionnaires étaient assis tous ensemble pour profiter un peu de la lumière et peut-être des autres, je lançais, comme d'habitude, "Au revoir tout le monde !" et là, sidéré, je l'entends : "Au revoir, Loïc !" Petite flamme des souvenirs, petite flamme avant de partir.

Humour

Afin de définir l'humour, le Docteur Biedermann débute sa thèse de doctorat en médecine (l'humour dans l'exercice médical, Université de Nancy) par cette anecdote : "On raconte qu'à la fin d'un repas, Churchill remarque qu'un convive glisse discrètement un couvert dans sa poche. Churchill dérobe alors lui aussi un couvert. Puis, s'adressant au convive, en reposant le couvert sur la table, il lui dit : Remettons-les, je crois qu'on nous a vus."

Pour le Docteur Biedermann, cette histoire semble illustrer ce qu'est l'humour dans toute sa noblesse. C'est la "compréhension en profondeur de la faiblesse humaine". "On ne rit pas aux éclats, l'humour est souvent un rire qui se tait, un rire silencieux, parfois un sourire. Dans cette histoire, il n'y a pas la moindre moquerie, mais de la délicatesse."

En fait, tout le problème est d'arriver à définir l'humour. Pour le Centre national de ressources textuelles et lexicales (CNRTL) : "L'humour est une force originale d'esprit, à la fois plaisante et sérieuse qui s'attache à soulager, avec détachement mais sans amertume, les aspects ridicules, absurdes ou insolites de la réalité." Pour Eugène Ionesco : "Là où il n'y a pas d'humour, il n'y a pas d'humanité". Selon Chris Marker (poète du XXe siècle) : "L'humour est la politesse du désespoir." "Vouloir définir l'humour, c'est prendre le risque d'en manquer." (Guy Bedos).

Il n'y a donc pas de définition stricte. Dans sa thèse, le Docteur C. Hébert ("Quelle place pour l'humour dans la consultation de médecine générale ?") nous rappelle qu'Hippocrate a écrit que "les médecins devaient savoir cultiver une image sérieuse et respectable, mais en même temps, il conseillait d'utiliser l'esprit dans l'interaction avec les patients en précisant que l'austérité était répulsive autant pour les personnes en bonne santé que pour les malades".

En médecine, l'humour, à des degrés divers, peut intervenir pendant les échanges de ce couple médecin-patient, au milieu duquel siège la maladie...
Dans ma pratique, l'humour m'a souvent permis de détendre l'atmosphère, de soulager l'anxiété et même parfois de pouvoir aborder des sujets délicats, d'essayer d'éloigner un peu les émotions négatives. Parfois, il peut aussi améliorer la compréhension d'un traitement et peut redonner indirectement le moral et finalement me faire un peu de bien. En revanche, grande prudence avec l'humour, qui peut vite, s'il est incompris, devenir blessant ou moqueur... et donc délétère.

Le patient utilise également l'humour, parfois aussi pour détendre l'atmosphère, mais il peut signifier beaucoup d'autres choses, masquer une souffrance, détourner une conversation pour éloigner la peur du diagnostic, l'inquiétude d'un avenir, aborder des problèmes délicats (sexualité). On retrouve aussi des expressions incongrues ou des jeux de mots, tragiques, non intentionnels.

Prescrivez-moi du "Spasfon Loïc" (au lieu de " Spasfon Lyoc ").

"Je ne veux pas servir de cow-boy" (au lieu de cobaye).

"À quoi ça sert que je vienne vous voir ? On finira pareil de toute façon."

"Depuis quelque temps, je ne vois plus mon "zizi"' (patient voulant aborder un problème de trouble de l'érection).

"Comment s'est passé l'hiver ?" Question que je posais à une patiente qui passait six mois dans le nord. "Oh, pas bien, en janvier j'ai perdu mon mari et surtout en mars, Chloé, ma petite chienne."

"Plus cancéreux que moi, tumeur" disait Pierre Desproges en 1988, atteint d'un cancer du poumon.

Ce professeur voulait montrer à ses étudiants que l'œdème présenté par ce patient au niveau de ses jambes gardait la dépression provoquée par l'appui du pouce sur celui-ci. On dit que l'œdème prend le godet. "Vous voyez", dit le professeur en se retournant vers les externes, "ce monsieur prend le godet". "Oh et pas qu'un !" s'exclama sa femme qui l'accompagnait.

Donc, l'humour, pratiqué à bon escient, pas avec tout le monde, pas dans toutes les circonstances, peut incontestablement être utile dans l'activité du médecin généraliste.

Humilité

S'il y a un métier où l'humilité est primordiale, c'est bien la médecine et particulièrement la médecine générale. Humilité, vis-à-vis de cette science en progrès permanent, de plus en plus technique et spécialisée, de plus en plus complexe, mais aussi performante. Le danger serait alors pour le médecin de ne plus douter. Or, le doute permet de combattre un certain triomphalisme et ses conséquences dangereuses ; une certaine perception d'un pouvoir excessif. Le médecin sait, le patient est malade... Mais le médecin écoute, il est disponible, il respecte son patient. Au cours de cette rencontre intime entre deux individus, où l'un souffre et l'autre pas, il doit exister un équilibre entre confiance et humilité. Être compétent, avoir confiance en soi, n'est pas incompatible avec l'humilité.

Je retrouve dans la salle d'attente ce pilote de la British Airways, examinant un dossier sur ses genoux. Il m'explique qu'il est en train de revoir les conditions techniques d'approche d'un aéroport américain où il doit se rendre le lendemain à bord de son Boeing 777, car ils annoncent d'importantes chutes de neige. Ce qui pourrait paraître comme un manque de confiance en soi, d'incompétence, représente à mes yeux tout à fait une prudence intelligente et de l'humilité qui en font un bon pilote. Des pilotes trop sûrs d'eux ne feront pas de vieux pilotes. Il en est de même pour le médecin : le respect, la remise en question, le doute, l'entretien des connaissances en feront un bon médecin.

Humilité encore, quand un de mes amis et confrère d'Arcachon, adoré par ses patients, est décédé d'un infarctus du myocarde. À son enterrement, beaucoup de monde, bien sûr et alors que le cercueil n'était pas encore rentré dans la basilique d'Arcachon, une dame s'approche de moi et me dit d'un ton un peu revendicatif : "Mais qui va me soigner maintenant ?" Pas un mot de compassion pour la famille et encore moins pour lui, qui avait tant donné. C'est cela aussi l'humilité...

Humanité

La médecine évolue effectivement rapidement et c'est tant mieux. Les progrès techniques et scientifiques sont considérables : de nouveaux médicaments, de nouvelles approches chirurgicales, des protocoles d'hospitalisation plus courts, des radiothérapies de plus en plus précises et ciblées font que les statistiques de guérison et de rémission s'améliorent mois après mois. Mais on oublie souvent que la médecine, en particulier la médecine générale, c'est aussi une rencontre entre deux personnes.

Pendant une consultation, il y aura une démarche diagnostique, technique, scientifique, une orientation vers des spécialistes, vers des examens complémentaires, la délivrance d'une ordonnance. Cette démarche sera effectuée grâce à l'expérience et aux connaissances du praticien. Mais elle sera aussi associée à une conversation avec un être humain ; des études montrent que c'est cette conversation qui aboutira à une meilleure observance d'un traitement, à une sensation d'être considéré, respecté, compris par le médecin et donc qui participera, j'en suis sûr, à la guérison. Prudence, ce ne sont pas la technicité ou l'intelligence artificielle qui regarderont dans les yeux et prendront la main de la personne qui est en face de vous et qui souffre. Je suis sûr que les jeunes médecins savent que l'humanité et l'humilité ne sont pas les qualités d'une médecine ancienne et qu'ils sauront toujours se tourner vers l'être humain qui leur fera confiance. Bon vent et courage à vous, jeunes confrères et consœurs.

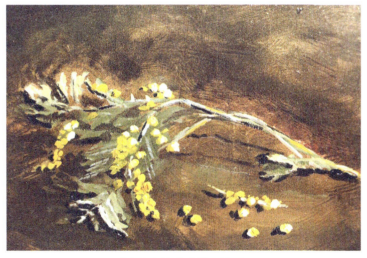

Peinture Marie-Céline Motte

CONTEMPLATION DE LA MORT

Avec leurs corps fragiles et leurs mains tremblantes, ceux qui expérimentent la fin de leur vie, ont des sensibilités et des préoccupations différentes... Ils murmurent le "Tjukurrpa" (chemin des rêves).

Daren Jorgensen

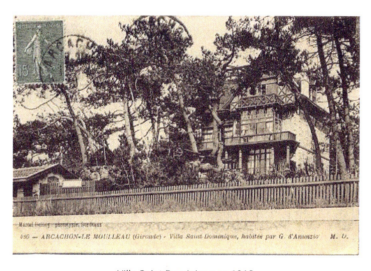

Villa Saint-Dominique en 1910

Gabriele d'Annunzio a séjourné au Moulleau pendant plusieurs années (1910 - 1915), en grande partie à la villa "Saint Dominique" (actuellement au numéro 25 de l'allée Gabriele d'Annunzio). On dit qu'il y fuyait ses créanciers mais aussi ses innombrables maîtresses.

"Il arpentait les plages tout de blanc vêtu, portant monocle et panama, accompagné de ses trois lévriers. Il parcourait la lande à cheval et en connut bientôt tous les sentiers, il pratiquait la pêche aux flambeaux en compagnie des marins locaux, se promenait en pinasses assis à l'arrière sous un dais de soie, laissant traîner négligemment dans l'eau un riche damas rouge brodé d'or. Il aimait aller chercher ses maîtresses à la gare d'Arcachon en calèche tapissée de roses..." Le Docteur Robert Fleury, ancien maire d'Arcachon, nous rappelait que Gabriele d'Annunzio était superstitieux à l'excès. Le sel renversé sur la table lui était une vraie douleur et une glace cassée le rendait malade. Il évitait le chiffre 13. Les livres qu'il a dédicacés en 1913 portent le chiffre 1912 + 1. Jamais il ne prononçait le mot vendredi. Il parlait du "jour après jeudi". Le mot "mort" était banni de son vocabulaire et il faisait un détour pour ne pas passer devant un cimetière.

Il consultait une guérisseuse, Madame Mathieu, la sorcière de Gazinet. C'est au Moulleau qu'il écrivit plusieurs de ses œuvres dont "Le Martyre de

Saint-Sébastien" et "La Contemplation de la Mort". Dans ce dernier recueil, il décrit la fin de vie d'Adolphe Bermond, "aïeul de ma femme Véronique", propriétaire alors de la villa Saint-Dominique, homme de foi et qui a tenté en vain de le convertir. Une surprenante complicité lia les deux hommes jusqu'à la mort de Monsieur Bermond. Robert Fleury nous rappelle que si Monsieur Bermond ne réussit pas à convertir d'Annunzio, il eut du moins une grande influence morale sur le poète et, à partir de 1912, on ne retrouve plus dans les œuvres de d'Annunzio les anathèmes et les blasphèmes qui l'avaient fait considérer, dans certains milieux, comme une émanation satanique ou même comme l'Antéchrist. L'histoire de leurs relations forme la trame de "La Contemplation de la Mort". Ce titre tire son origine d'une phrase prononcée par Monsieur Bermond au cours d'une conversation où il convie d'Annunzio à l'accompagner chez un résinier dont la fille venait de mourir. "La contemplation de la mort fera du bien à votre âme", dit-il.

Ces mots "contemplation de la mort" le frappèrent tellement qu'il les retint pour titre de son futur roman. Dans cet ouvrage, la mort est présente à deux reprises. D'abord celle d'un noyé sur la plage du Moulleau, décrite avec un épouvantable luxe de détails macabres, puis celle de Monsieur Adolphe Bermond, empreinte au contraire de sérénité chrétienne.

Au cours de ma carrière, ce n'est pas le terme "contemplation" de la mort qui pourrait vraiment décrire ce que j'ai ressenti. J'ai été plutôt "sidéré" par cette "fin" universelle. Sidération face à l'interruption, la restitution de cette énergie apparue lors de la fusion de deux cellules, deux gamètes, puis leur multiplication, leur différenciation et enfin la naissance d'un petit être pensant. Ce sera "LA VIE" avec les joies, les chagrins, les victoires, les échecs, l'amour, la famille, la merveilleuse nature et la merveilleuse aventure. Et enfin, quand tout s'éteint en une seconde ; c'est ce moment précis qui me sidère.

En tenant la main de cette vieille dame, entourée de ses enfants, dont les pauses respiratoires étaient de plus en plus longues, j'essayais de saisir cet instant où tout s'arrête, cette dernière expiration, ce dernier souffle si loin de la première inspiration qui avait rempli d'air les poumons de ce nouveau-né qu'elle avait été il y a si longtemps. Et avant de me retourner et d'annoncer "c'est fini", je pensais à tous ces cycles respiratoires qui n'avaient jamais cessé entre ces deux instants. Je réalisais que tous les souvenirs accumulés, du premier lit jusqu'à ce jour, avaient disparu. Ces souvenirs dont elle me parlait si souvent ; souvenirs de l'enfance déjà si loin, merveilleuse évocation du premier rendez-vous avec l'amour de sa vie et l'immense chagrin lors de l'ultime au revoir, souvenir des premières neiges dans les Dolomites italiennes, des couchers de soleil dans l'océan indien, des Noëls magiques avec son petit frère et des derniers si tendres. Le soleil se couchera demain comme chaque jour, les premières neiges blanchiront les Dolomites à l'automne et d'autres Noëls viendront, mais elle ne sera plus là. Lors de ce dernier souffle, j'ai cru entendre le mot "maman"... premier mot et dernier mot d'une vie, mais sans doute était-ce une illusion émotive. En me retournant, je répétais à nouveau "c'est fini" et j'avais alors la sensation d'être un intrus au milieu d'une famille malheureuse. Lorsqu'il fallait faire un certificat de décès, j'avais toujours peur de déclarer la mort d'un patient encore vivant. Mais quand tout s'éteint, devant ce silence, on ne peut pas se tromper, mais en revanche on peut ne pas comprendre.

"Docteur, combien de temps me reste-t-il ?"
Le professeur Hoerni, à l'Institut Bergonié, nous avait bien recommandé de ne jamais répondre à cette question, car disait-il "on ne le sait jamais". Il avait tellement raison. À chaque diagnostic difficile, je me projetais avec angoisse vers cette période d'accompagnement. Ne jamais mentir, mais ne jamais supprimer l'espoir, si petit soit-il. Finalement, je crois que l'on ne m'a jamais posé cette question et que bien souvent je me serais trompé en essayant d'y répondre.

J'avais prévenu l'entourage de ce monsieur, que l'apparition de cette métastase hépatique d'un cancer du colon, laissait penser que sa survie serait de quelques mois. Le progrès de la chirurgie et de la radiothérapie, le moral du patient ont fait qu'il était toujours avec nous cinq ans après.

Tout comme cet autre patient, porteur d'un mélanome évolué : métastases sous-cutanées volumineuses, qu'il cachait sous une casquette, métastase rétro orbitaire refoulant un œil vers l'extérieur. Là aussi, j'avais prévenu sa famille qu'il fallait se préparer à son départ. Il a bénéficié de ce nouveau traitement par immunothérapie. Il est en rémission au long cours, en attendant d'être déclaré guéri.

J'ai été frappé également par l'attachement viscéral à la vie de la majorité des patients. Ce patient, à qui on avait annoncé le diagnostic de cancer du colon, me "rassura" en me disant : "vous savez, Docteur, le jour venu..." et il me montra du doigt un fusil rangé sur sa bibliothèque. Il est parti beaucoup plus tard, pesant 40 kg et sans jamais m'avoir reparlé du fusil de chasse.

Incompréhension, sera bien le sentiment ressenti à chaque fois que j'ai assisté à la fin d'une vie, comme cette nuit où je "contemplais" avec pudeur cette jeune fille, penchée sur le lit et embrassant tendrement le front de son papa parti rejoindre le silence des étoiles.

FATIGUE ET TEMPS QUI PASSE

*"Il y aura toujours un couple frémissant
pour qui ce matin-là sera l'aube première
il y aura toujours l'eau le vent la lumière
rien ne passe après tout si ce n'est le passant."*

Louis Aragon
Poème "Que la vie en vaut la peine" - 1954

*"On est les témoins impuissants
du temps qui trace, du temps qui veut
que les enfants deviennent grands
et que les grands deviennent des vieux."*

Grand Corps Malade
Chanson "Quatre saisons" - 2008

Les journées étaient parfois longues, anxiogènes et malgré tout l'effort de concentration, il arrivait que des petits signes de fatigue s'extériorisaient. À la fin d'une semaine, quand je me lançais dans une explication et que je n'en voyais pas moi-même la fin et que je voyais le patient en face de moi qui fronçait les sourcils, je savais que j'étais fatigué.

Quand il y avait une visite urgente, je laissais un petit mot manuscrit collé sur la porte, en indiquant mon heure de retour. Ce jour-là en revenant au cabinet médical, je constatais avec stupeur que j'avais écrit : "le club est fermé jusqu'à 18 heures." Je ne sais toujours pas ce qu'a pu penser le patient bloqué devant la porte....

*

Cette patiente avait lourdement insisté et répété tout au long de la consultation : "Docteur n'oubliez pas mon collyre !". "Docteur, surtout, n'oubliez pas mon collyre !" Une demi-heure après, coup de fil d'une de mes chères pharmaciennes : "Docteur, je crois que vous avez fait une petite erreur. Sur l'ordonnance, vous avez noté Madame Collyre".

*

Sans doute, la même "fatigue", le jour où cette jeune et jolie patiente, Vanessa X était venue renouveler son ordonnance. Coup de fil de la même chère pharmacienne... "Docteur, je crois que vous avez fait une petite erreur ; sur l'ordonnance vous avez noté : Mademoiselle Vanessa Paradis".

*

Pendant les visites à domicile, durant le trajet à pied qui me ramenait vers la voiture, j'aimais admirer jardins et villas et souvent mon esprit s'échappait vers d'autres vies... Au premier étage de cette ancienne villa Gaume, derrière le balcon d'un joli vert basque, une fenêtre éclairée par une lampe jaune posée sur une table sur laquelle traînait un vieux livre et une photo fanée d'un passé heureux. Je "rentrais" dans cette chambre et m'asseyais à ce bureau. Toute cette villa m'était alors familière. L'été, on ouvrait la petite fenêtre le matin pour laisser entrer le soleil et la fraîcheur et même parfois les courants d'air, puis, surtout, on la fermait dès que la chaleur des vacances vidait la villa de ses occupants vers le doux bassin. Cette même fenêtre chantait sous les assauts salés de la dépression d'automne, la mer devenue blanche, Arguin un désert balayé par un blizzard de sable, ou encore se couvrait d'une poudre jaune, début avril, lorsque les pins libéraient leur pollen d'or, annonçant le printemps.
Il m'arrivait de me lever la nuit en janvier pour voir s'il neigeait. J'ai inventé des vies heureuses ou tristes et ces voyages s'arrêtaient quand je rentrais dans la voiture et ce jour-là, je réalisais avec effroi que je m'étais assis à l'arrière du Scenic Renault de

l'époque. Je sortis prestement m'assurant que personne ne m'avait vu.

*

C'est encore dans les jardins des belles villas pylataises que j'aimais noter les signes colorés des saisons qui passaient. Et parfois, il m'arrivait de penser que ces belles jonquilles, synonymes de renouveau, seraient sans doute les dernières pour le patient qui m'attendait dans le salon d'une maison devenue bien trop grande et dont la vue sur le bassin adoré n'était plus si merveilleuse... Parfois aussi, je me trompais et quand revenait le temps des jonquilles, le vieux monsieur était toujours là... Parfois aussi, je prenais une aiguille de pin, dont je pliais l'une des deux épines que je plantais à travers l'épine opposée. Cela créait un petit voilier stylisé, au spinnaker bien gonflé. Je déposais alors ma fragile création à un endroit précis du jardin, juste avant de sonner à la porte et j'essayais de la retrouver la semaine suivante avec une satisfaction infantile et secrète.

Il est arrivé qu'il neige sur le bassin d'Arcachon. En février 1956, il est tombé plus d'un mètre de neige. Durant l'hiver 1985, une vingtaine de centimètres ont recouvert la dune du Pilat, ce qui m'a permis d'enchaîner des virages en poudreuse, avec un banc d'Arguin tout blanc à l'horizon.

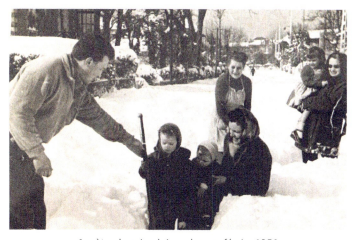

1 mètre de neige à Arcachon en février 1956

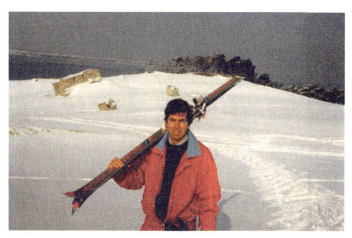

Ski sur la dune du Pilat en 1985

*

La consultation était longue et je me sentais fatigué, d'autant plus que j'aimais répondre au téléphone, ce qui permettait souvent de rassurer ou d'orienter le patient. "Allô oui !" "Allô oui !"... Le téléphone sonnait une fois encore ! La jeune maman qui avait amené le petit Nils, six ans, comprenait parfaitement la chose et pendant que je répondais une fois encore au téléphone "allô oui !", elle installa le jeune patient assis sur le lit d'examen... puis, m'approchant de Nils et posant le stéthoscope sur ses bases pulmonaires, je m'entends avec terreur lui dire : "allô oui !"... J'aurais pu faire passer cela pour de l'humour, mais je n'en avais plus la force. "Nils, le docteur est un peu fatigué, je crois." Pourtant elle ne me quitta pas et je fus bien plus tard invité au mariage de Nils !

*

Ma passion a toujours été le ski et la montagne. Cette année-là, je m'étais rompu le tendon d'Achille lors d'une mauvaise chute. Parfaitement opéré à la clinique d'Arcachon, je repris très rapidement le travail, au cabinet, assis sur une chaise à roulettes prêtée par le coiffeur et en ville à l'aide de deux cannes anglaises. Véronique était mon "chauffeur", ce qui était bien agréable. Je rendais visite à une vieille patiente qui m'attendait sur son lit médicalisé au premier étage ; elle utilisait un siège "Stannah" comme à la télé, pour vaquer à ses occupations. Cette "merveilleuse invention" n'attendait que moi et mon volumineux plâtre de jambe. C'est presque avec plaisir que je m'asseyais sur cette chaise starisée. J'appuyais sur l'un des boutons et me voilà parti à vitesse raisonnable, sacoche du médecin sur les genoux, cannes sous les bras, un peu secoué dans les virages à angle droit. Arrivé "au sommet", l'engin s'arrête automatiquement. Il fallait faire pivoter d'un quart de tour le fauteuil pour pouvoir se libérer. Je ne sais plus ce qui s'était réellement passé, mais en le faisant, mon plâtre et une canne se sont coincés sous un des mécanismes. Impossible de me libérer. J'ai bien essayé d'appeler ma patiente alitée qui, de toute façon était sourde et incapable de se lever seule. Après plusieurs allers-retours rez-de-chaussée – premier étage, je réussis enfin à abandonner l'engin de torture. Je m'assurais qu'il n'y avait pas une caméra de surveillance comme cela arrive parfois chez des patients dépendants, au risque de me retrouver à la télé, non pas pour une pub Stannah, mais au bêtisier de Noël.

*

Le temps qui passe, bien banale et universelle sensation... Au début de ma carrière, les patients me disaient : "Mais vous êtes bien jeune pour être médecin" Puis, plus rien pendant de nombreuses années. Ces derniers temps et de plus en plus souvent, c'était plutôt : "Pas encore à la retraite ?" Avec humour, je disais : "Je n'ai que 82 ans". Et nous partions d'un grand fou rire, jusqu'au jour où je fis cette même réflexion à une jeune patiente. Celle-ci me regarda avec attention, puis me dit : "Vous ne les faites pas"... Depuis, j'ai arrêté cette forme d'humour.

*

Ce samedi matin, cette fidèle patiente appelle affolée "Il faut venir docteur, mon mari perd complètement la tête". À la fin de la consultation, je me rends au domicile du patient. Connaissant le chemin, je me dirige directement dans la chambre, sa femme restant dans sa cuisine... Je me penche au-dessus du vieux monsieur, couché au fond de son lit médicalisé, entouré de deux barrières. "Bonjour Monsieur, comment allez-vous ?" "Oh bonjour docteur de Lanlay, mais comme vous avez rajeuni !" Et là, j'entends son épouse, toujours dans la cuisine : "Vous voyez docteur, je vous l'avais bien dit, il perd complètement la tête !"

*

Sur cette terre, il y a des noms de villes, de sites, qui évoquent le mystère, la beauté, l'aventure, et qui invitent irrésistiblement au voyage. (Oulan Bator, Maracaibo, Pondichéry, Cortina d'Ampezzo, et tant d'autres). Cette année-là, c'était Valparaiso, l'Atacama et ses flamants roses, et l'Aconcagua qui m'attiraient. C'était à la fin d'un mois d'août, j'avais 64 ans. Nous étions partis avec Manon, ma fille, chercher les neiges de l'hémisphère sud et skier dans la cordillère des Andes au-dessus de Santiago du Chili. Les forfaits des remontées mécaniques étaient assez chers, mais il y avait une réduction à partir de 65 ans... (tarif senior). Après avoir mis mon honnêteté maladive dans la poche, je m'approche du guichet et avec un espagnol approximatif : "Buenos días, dos cuartas para el día; una para la niña, y una para un senior." La jeune femme s'approche du guichet et me dévisage. "Damned, je suis fait." C'est alors qu'elle me dit : "Senior o super senior ?". Manon ne pouvait plus s'arrêter de rire.

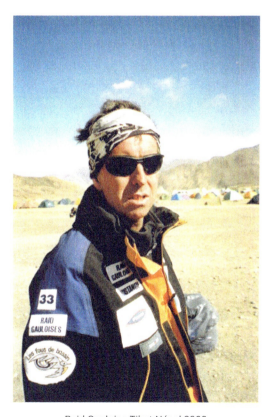

Raid Gauloise Tibet-Népal 2000

✳

Y'A-T-IL UN MÉDECIN DANS L'AVION ?

Ma passion pour les environnements extrêmes, la haute altitude et l'aéronautique m'a permis de devenir pilote privé d'avion, de skier sur tous les continents et de gravir des lieux mythiques comme le camp de base de l'Everest, le Toubkal et le Kilimandjaro. Lors de l'ascension de ce dernier, j'avais comme compagnon d'aventure le pianiste de Raymond Devos. Quelques années plus tard, alors qu'il se produisait au Grand Théâtre à Bordeaux et qu'au cours d'un de ses sketches, le tabouret sur lequel il était assis devant son piano s'élevait automatiquement, encore et encore, il déclara : "Je ne vais quand même pas monter jusqu'au Kilimandjaro." Seul son pianiste et deux spectateurs comblés ont compris l'allusion.

Agréé par la DGAC (Direction Générale de l'Aviation Civile), je voyais en visite d'aptitude les pilotes privés d'avion et de planeur, les parachutistes, les pratiquants du vol libre... L'activité aéronautique est très importante autour du bassin d'Arcachon et un grand nombre de pilotes venait régulièrement renouveler leur certificat médical. Ce fut un réel plaisir pour moi de croiser tous ces passionnés. Ma tâche n'était cependant pas toujours facile. Le pilote vieillissant, ou dont la santé se dégradait et qui omettait de le signaler, me posait problème. Une inaptitude était souvent synonyme de "fin d'un rêve", "fin d'une vie de passion". Ma décision s'appuyait toujours rigoureusement sur un texte européen reprenant les critères d'aptitude du pilote. Mais elle s'appuyait aussi sur l'intuition, la perception de l'être qui était en face de moi pour évaluer ses capacités à piloter. Cette décision était importante et grave, car le jour où survient un accident, la police de l'air, un représentant de l'ordre, viennent saisir le dossier médical au cabinet et le confient au BEA (Bureau d'Enquête et d'Analyse pour la sécurité de l'aviation civile). Ce fut le cas une fois, me rappelant la responsabilité d'une telle expertise. Que penser de ce pilote et patient, intelligent, qui déclaré inapte par mes soins, m'a quitté définitivement ?

*

Cet ancien pilote de chasse, général d'aviation, vieillissant, qui en un quart d'heure me racontait à trois reprises son éjection de son Mirage III en 1965. Il fallait que j'arrive à le convaincre d'arrêter de voler malgré un bilan de santé par ailleurs correct et plus de 8 000 heures de vol... "Mon général, ne croyez-vous pas qu'il faudrait lever le pied ?"... Pas facile du tout.

*

Encore moins facile, lorsque et cela est arrivé souvent, un jeune de 15 ans venait effectuer sa première visite avec l'arrière-pensée de devenir un jour pilote de ligne ou pilote de chasse... Lors du test de la vision des couleurs, sur ce livre (test de Ishihara) où il faut reconnaître des chiffres cachés parmi une multitude de points colorés et que le jeune candidat peinait à le faire ; je savais qu'il allait falloir lui annoncer qu'il était daltonien. Il pourra voler de jour uniquement comme pilote privé avion, mais toute carrière professionnelle sera impossible. Je le voyais alors essayer encore et encore de déchiffrer la planche colorée, puis comprendre que son rêve s'envolait et de grosses larmes coulaient alors sur ses joues d'adolescents.

Le daltonisme (dyschromatopsie) : troubles de la vision des couleurs le plus souvent héréditaire et touchant plutôt les garçons. Un test complémentaire chez un ophtalmologue possédant une lampe de Beyne permet cependant d'évaluer le degré de daltonisme et l'éventuelle inaptitude définitive.

*

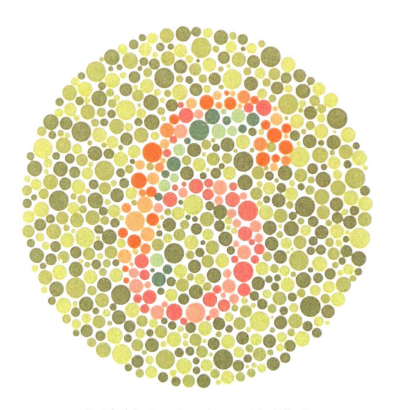
Test de daltonisme. Nous devons voir le chiffre 6

J'avais pris l'habitude, quand j'avais un pilote en face de moi, de me demander si je laisserais ma fille voler avec lui... Ce monsieur de 85 ans venait pour une première visite d'aptitude, malgré un diabète et des stents coronariens. Il voulait sans doute réaliser un rêve d'enfant. Je lui ai expliqué que son âge et ses pathologies le rendaient inapte à la fonction et que toute demande de dérogation était inutile. Comme il semblait ne pas comprendre, je lui dis que, compte tenu de ses contre-indications, jamais je ne laisserais voler ma fille avec lui. Furieux, il se leva en criant : "Mais je n'ai jamais demandé à votre fille de voler avec moi."

Y a-t-il un médecin dans l'avion ?
Annonce fréquente faite par le commandant de bord au cours d'un vol commercial. À chaque fois, cela déclenche une sécrétion d'adrénaline chez le médecin sollicité. Pour les médecins français, le code de déontologie les oblige à se manifester, quel que soit le lieu de l'avion et la compagnie aérienne. D'après le médecin-conseil d'Air France, cette question trouve un répondant dans 77% des cas. 13% des voyageurs ont désormais plus de 65 ans et il existe un incident médical pour 20 000 passagers, soit cinq par jour, 38 détournements pour raison médicale et 20 décès sur deux ans. À bord des aéronefs d'Air France, où que vous soyez, vous pouvez être mis en relation avec le SAMU de Paris pour vous aider.

J'ai été sollicité personnellement à plusieurs reprises et toujours pour des malaises vagaux. Anxiété, stress de l'embarquement, l'apéritif à jeun, une chaleur excessive, une hypoxie relative (avion pressurisé entre 1500 et 2000 mètres), l'impossibilité de se lever, sont les facteurs favorisant ces pertes de connaissance toujours précédées par des prodromes (signes annonciateurs) : sueur, perte d'audition, nausées. Sur présentation de votre "carte professionnelle", l'hôtesse de l'air vous permettra d'accéder à une trousse "médecin" dont le contenu est variable selon les compagnies (tensiomètre, oxymètre, divers médicaments).

Sur ce vol San Francisco-Paris, deux heures après le décollage, j'ai dû gérer un malaise vagal typique sans trop de problème. Cependant, un peu plus tard, le chef de cabine m'a demandé, de la part du commandant, de répondre dans les 15 minutes : faut-il détourner l'avion ou commencer la traversée de l'Atlantique ? Encore du stress pour le docteur...

Sur ce vol Bordeaux-Tunis, j'ai dû faire face à un nouveau malaise vagal typique chez une femme particulièrement anxieuse. La "trousse médecin" était bien maigre. En demandant au micro si quelqu'un avait du Lexomil ou un équivalent avec lui, j'aurais pu monter une pharmacie et consulter jusqu'à destination. Une semaine plus tard, dans un souk de Sousse, alors que nous faisions escale avec le voilier de nos amis qui faisaient le tour de la Méditerranée, je suis abordé par une dame : "Oh docteur, quand repartez-vous vers Bordeaux ?". C'était ma patiente du vol aller. Quand je lui ai expliqué que je ne rentrais pas avant plusieurs jours, elle parut paniquée : "Mais comment vais-je faire ?", dit-elle en gémissant.

Les compagnies aériennes remercient de manière variée l'intervention du médecin. Cela peut aller de l'équipage aux garde-à-vous en haut de la passerelle en disant : "Encore merci, Docteur", au passage en première classe, en passant par "Choisissez un parfum pour votre épouse", jusqu'à la lettre personnalisée avec un certain nombre de miles.

J'ai pris l'habitude de scruter avec inquiétude l'embarquement des passagers "SkyPriority", en essayant de déterminer quelle est leur pathologie qui entraînera la fameuse question : "Y a-t-il un médecin dans l'avion ?".

LE BAL DES OMBRES DU PASSÉ

Les premiers mimosas embaument l'atmosphère glaciale de cette nuit claire de janvier... Je traverse le Moulleau désert. Elles sont si loin les soirées tièdes de l'été quand le "Paris Pyla" et "l'Oubli", débordent d'une foule de vacanciers halés et bruyants... Plus loin, pas la moindre voiture sur le boulevard de l'océan. Plein phares, j'évite un vieux renard et je dépasse le "Balap" qui n'est plus que souvenirs dansants et arrosés pour des estivants que j'imagine chez eux, emportés par leur vie respective. Une brume, sans doute des "entrées maritimes", m'entoure désormais, m'obligeant à utiliser les codes de la voiture. C'est dans ce brouillard glacial que je me rends compte que l'hôtel Haïtza est éclairé. Je m'approche et découvre devant une entrée que je ne reconnais pas vraiment, des voitures garées : une Hispano Suiza, une vieille 403 cabriolet dans laquelle dort un chien "Basset hound", un fiacre tapissé de roses, un ancien modèle de Rolls-Royce... Intrigué, je descends et m'approche doucement de cette immense demeure. Ce n'est pas cet hôtel de luxe que nous connaissons aujourd'hui, mais plutôt ce palace mille fois observé sur cette photo jaunie prise par Léo Neveu en 1935. Il s'en échappe les mesures d'une valse, la valse du "Guépard" de Visconti. Un portier m'invite à pénétrer dans l'immense salon de l'hôtel. Ils sont nombreux, certains dansent, d'autres, coupes de champagne à la main, sourient. Ils sont tous là et même si je ne les distingue pas vraiment à cause du brouillard ou de la fumée du feu de cheminée, je les reconnais. Les princes et l'ancien ministre s'entretiennent avec Nikolaï et Guy Couach. La marquise de Royère et Gabrielle Rodier semblent me sourire. Hamed raconte son voyage à La Mecque à mon "grand d'Espagne" aux yeux si clairs, au teint si pâle. Aurore accepte un petit four, elle qui a servi les autres toute sa vie. Marie cherche toujours "Lilly", son oie gardienne de sa petite maison au pied de la dune. Jean Gaume offre ses cannelés à Denise et ses amies du bridge. Serge Sauvion, voix française de l'inspecteur Colombo, amuse Manon de Montbrison. Tous les autres dansent. L'orchestre joue désormais le "landler autrichien" du film "La Mélodie du bonheur". (Le capitaine von Trapp et Maria ne doivent pas être très loin.) Ils célèbrent tous la vie passée, leur amour pour le Pyla ; ils m'ont fait confiance un jour et c'est le plus beau des cadeaux. Ils se retournent et me sourient ; je ne les distingue plus vraiment, ils veulent me dire quelque chose, mais je ne les entends plus. Je me réveille alors brusquement ! Il persiste encore le frémissement des pas de danse sur le sol et j'essaie de fixer dans ma mémoire les images de ces ombres du passé. Je ne suis plus le médecin du Pyla ! Je rêve encore souvent à tous ces patients attachants et passionnants. Bon vent et prenez soin de vous.

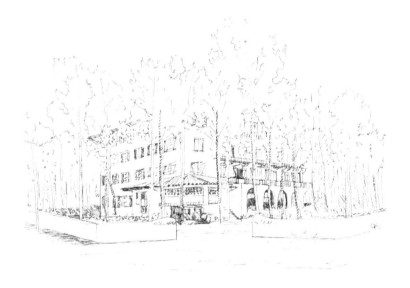

Dessin Lise de Lanlay

Réflexion inspirée en 2015 à la suite de l'interdiction de dormir sur son bateau au banc d'Arguin. Il faut bien sûr lutter contre les incivilités estivales, penser à protéger les sternes, mais n'oublions pas de protéger les "petits hommes" aussi.

– Dis papa, c'est vrai que bientôt on ne pourra plus dormir sur la pinasse au banc d'Arguin ?

– Oui petit Pierre, c'est vrai. Il paraît qu'on lui fait du mal au banc d' Arguin.

– Alors tu ne pourras plus m'apprendre les noms des nuages au coucher du soleil ? Ni ceux des étoiles lorsque la nuit sera tombée et qu'avec les quelques autres bateaux on contemplera le ciel ?

– Non petit Pierre, ils disent que l'on embête les sternes et les pies ostréicoles qui dorment au loin sur le banc et que nos ancres abîment les sables éphémères.

– Je ne pourrai plus rêver en laissant partir vers l'Amérique le petit bateau en os de seiche et son mât en bois flotté, emporté par le vent d'est de la nuit ?

– Non petit Pierre, ils disent que l'on fait du mal aux coques et aux palourdes...

– Et plus de levers du soleil derrière la dune embaumée ?

– Non petit Pierre. Plus de pêche aux mulets dont il faut couper la nageoire caudale, ni de couteaux pêchés au gros sel qu'il faut mesurer avec un centimètre.

– Alors, on ira dormir dans la conche du Mimbeau de ton enfance, mon papa ?

– Non petit Pierre, ils nous interdisent aussi de se poser dans la lagune. Tu te souviens, quand, assis sur le pont de la pinasse, on contemplait le grand phare protecteur avec ses faisceaux rouges balayant la nuit toutes les 5 secondes. La conche, devenue si petite, est paraît-il si fragile. Les riverains disent qu'avec la pinasse posée si doucement sur la vase, on lui fait du mal.

– Bon, alors papa, nous irons sur l'île aux oiseaux, remonter à pieds les petits chenaux et se recouvrir de vase ...tu te souviens ?

– Non, petit Pierre, l'abordage de l'île aux oiseaux avec la pinasse est interdit maintenant, sauf à quelques indiens, je crois. Tu vois, à vouloir tout protéger, ils oublient leurs propres enfants ...

– Mais qui sont-ils ?

– On ne sait pas très bien, mais la plupart d'entre eux n'ont jamais dormi au banc d'Arguin avec leur petit garçon. Ils interdisent pour sauver la planète, se donner bonne conscience, donner un sens à leur vie, justifier une croisade qui était pourtant pleine de noblesse au départ ... Et ils oublient de sauver les ...petits hommes. Mais tu sais, à vouloir tout interdire, bientôt les gens ne les aimeront plus. En effet, quelle plus belle leçon d'amour et de respect de la nature que de vivre en son sein pendant son enfance.

Ne pleure pas petit Pierre, ne pleure pas. Bientôt tu pourras visiter le banc d'Arguin ou la dune du Pyla en groupe, en suivant un guide assermenté avec une belle casquette. Tu apprendras la nature sur une tablette, dans des musées sinistres. Plus tard, quand tu sortiras le soir avec tes copains, tu leur raconteras les belles nuits au banc d'Arguin avec ton papa. Mais, ils ne te croiront pas car ils auront trop bu. Souris petit Pierre, souris ...

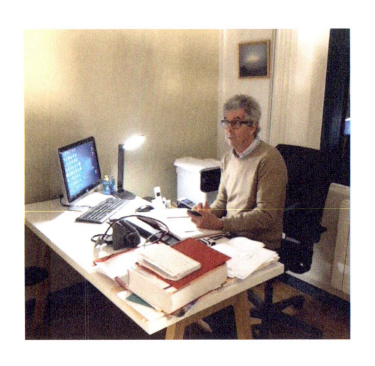

À tous ceux qui m'ont aidé à la réalisation de ce livre, un immense merci.

À Véronique, qui m'a patiemment guidé et aidé pendant son écriture.

À Tanguy, qui, malgré son travail prenant à BFM TV, a effectué la mise en page et la réalisation.

À Manon, à qui j'ai pensé si souvent pendant l'écriture, au moment où je dévisse ma plaque de toubib, elle visse la sienne à Saint-Jean-de-Luz.
Belle carrière à toi.

À Lise, pour la couverture et le dessin (et mon magnifique petit-fils Gaston).

À mes tous premiers lecteurs familiaux, pour leurs avis et remarques.

À Olivier Roustaing, pour sa magnifique peinture de la couverture.

À Florence, Marie-Céline, Yann pour leurs pastels, huiles et photos illustrant le livre.

À mes amis lecteurs... Merci.

Ces anecdotes décrites proviennent d'instants vécus, mais les noms (sauf accord de la part des intéressés et qu'ils en soient remerciés) ont été modifiés.

Bibliographie

- ADPPM (2020). Huîtres et Ifremer. Revue été.
- Baldé, J. (2015). Le goéland. Éditions Le Festin.
- Battin, J. Jean Hameau, un médecin de campagne en avance sur son temps. Revue historique de Bordeaux.
- Blanchard-Dignac, D., & Daney, C. (2006). Louis Gaume, un entrepreneur d'exception. Éditions Loubatières.
- Chabanne, J.-M. (2013). Un médecin humaniste. Éditions Almalthéa.
- Clémens, J. (1997). Mémoire en images: le Bassin d'Arcachon. Éditions Sutton.
- Dayau, D. (2020). Un grain de sable dans la dune. Éditions Cairn.
- Fleury, R. (1992). Gabriele d'Annunzio à Arcachon. Conférence du 15/12/1992, Carrefour universitaire. Éditions Graphica.
- Garnung, J., & Guibillon, J. (2022). Je vous écris du Bassin d'Arcachon. Éditions Pimientos.
- Galy, R. (2011). Histoire du Bassin d'Arcachon. Éditions Régionalismes de Cressé.
- Lentz, P. (2021). Carnet de santé à Porquerolles. Éditions Les Presses du Midi.
- Stablo, C. Eau, santé, environnement. Mémoire DESS Bordeaux 2.
- Thèse : Biedermann, P. (2000). L'humour dans l'exercice médical. Université Poincaré Nancy 1.
- Thèse : Hebert, C. (2019). Quelle place pour l'humour dans la consultation de médecine générale. Université C. Bernard Lyon 1.
- Thèse : D'Yturbide, M. (2021). Fonctions de l'humour en consultation de médecine générale. Sorbonne Université.

Iconographie

- [Auteur inconnu]. Echiichthys vipera. [Image]. Domaine public.
- [Auteur inconnu]. Thaumetopoea pityocampa. [Photographie]. Domaine public.
- Aorg1961. Tricholoma equestre. [Photographie]. Creative Commons Attribution-ShareAlike 4.0 International (CC BY-SA 4.0).
- Archenzo. Amanita phalloides. [Photographie]. Creative Commons Attribution-ShareAlike 3.0 Unported (CC BY-SA 3.0).
- Belon, P. (1554). Dasyatis pastinaca. [Dessin]. Domaine public.
- Bulliard, P. (1780). Macrolepiota procera. Dans Champignon de la France, planche 78, L'agaric Couleuvré. [Dessin]. Domaine public.
- Delboy, J.M. (1910). Villa Saint-Dominique en 1910. [Carte postale]. Domaine public.
- de Lanlay, L. (2023). Le bal des ombres du passé. [Dessin].
- de Lanlay, Y. [Photographies].
- Islands in the Sea NOAA/OER. (2002). Physalia physalis. [Photographie]. Domaine public.
- Ishihara, S. (1917). [Test de daltonisme]. Université de Tokyo.
- Mahé, F. (2005). Balistes capriscus. [Photographie]. Domaine public.
- Motte, M.-C. [Peintures].
- National Oceanic & Atmospheric Administration. Thunnus thynnus. [Dessin]. Domaine public.
- Roustaing, O. (2023). [Peinture]. Clôture. Exposition du Pin sur la Planche.
- Uriot-Huss, F. [Pastels].
- Photographies et documents personnels. Droits réservés.

Printed by Amazon Italia Logistica S.r.l.
Torrazza Piemonte (TO), Italy